Hey aufgepasst - was juckt denn da?

Kennt ihr das auch? Wenn etwas juckt, kann einen das ganz schön verrückt machen! Und je mehr man kratzt, desto mehr juckt es! Aber warum juckt es eigentlich?

Da gibt es ganz viele verschiedene Gründe! Wenn dich eine Mücke oder eine Wespe sticht, juckt es. Oder man hat die Windpocken – da würde man sich auch ganz gerne hier und da und dort kratzen. Aber immer hat es einen anderen Grund! Aber warum jucken die Augen und die Nase eigentlich beim Heuschnupfen, und was ist Neurodermitis?

Dieses Buch dreht sich rund um die Frage: Was juckt denn da? Und was da alles so jucken kann, erzähle ich euch in den Geschichten, die von Kindern handeln, die so alt sind wie ihr, und die es richtig juckt. Hinter den Ohren, am Rücken, an den Augen und in der Nase – und wo auch immer es sonst noch so richtig jucken und kribbeln kann!

Wer ich bin, fragt ihr euch? Ich bin Ärztin für Kinder und ganz oft kommen Eltern mit ihren Kindern zum Kinderarzt, weil es juckt – aus ganz verschiedenen Gründen. Und dann überlegen wir gemeinsam, woher das Jucken kommt und was man dagegen tun kann.

Immer an meiner Seite ist ein kleiner Bär. Er heißt Thiemo. Thiemo versteht sich sehr gut mit den Kindern und ist immer dabei, wenn ich sie untersuche. Er achtet darauf, dass ich immer gut erkläre, was ich als Nächstes tue und warum. Thiemo kennt sich mit ganz vielen Dingen schon richtig gut aus und erzählt euch bei jeder Geschichte, was er so weiß.

Ich wünsche Euch viel Vergnügen – und dass ihr beim nächsten Mal wisst, wo und warum es Euch so juckt!

Anne Hilgendorff

Anne Hilgendorff

Kinderärztin

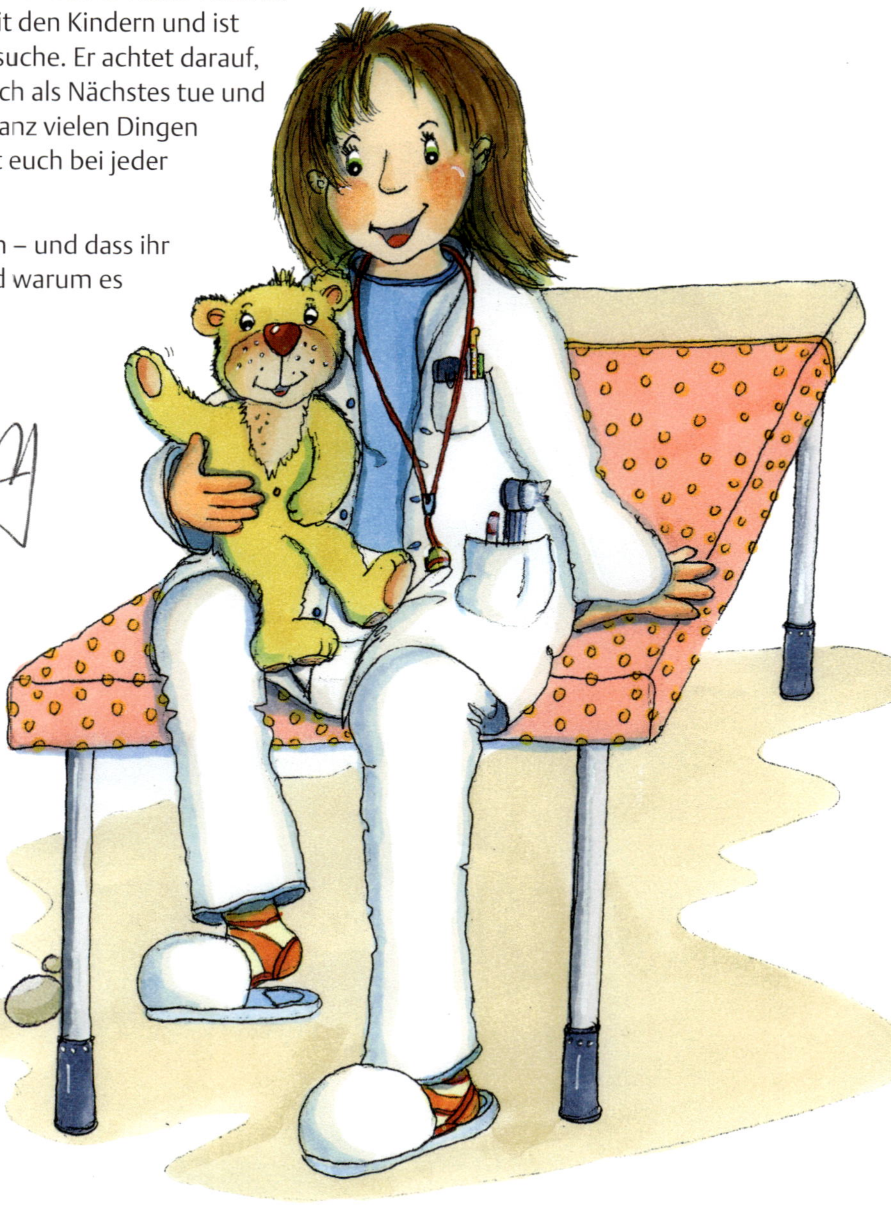

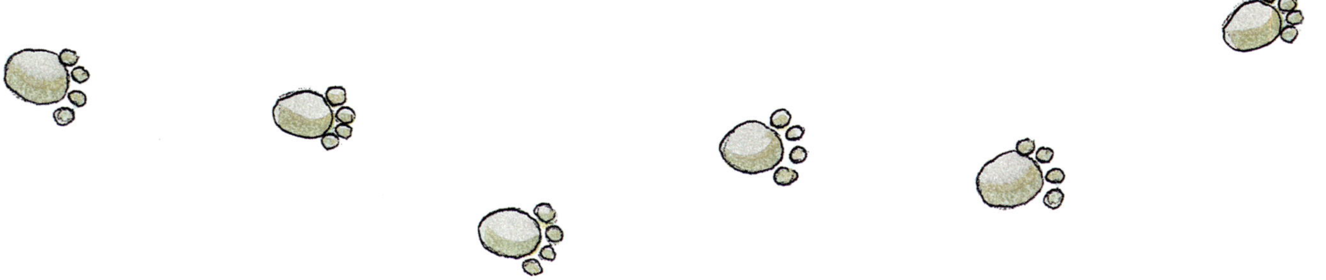

Mich juckt es so!

Anne Hilgendorff

Illustrationen von
Gisela Dürr

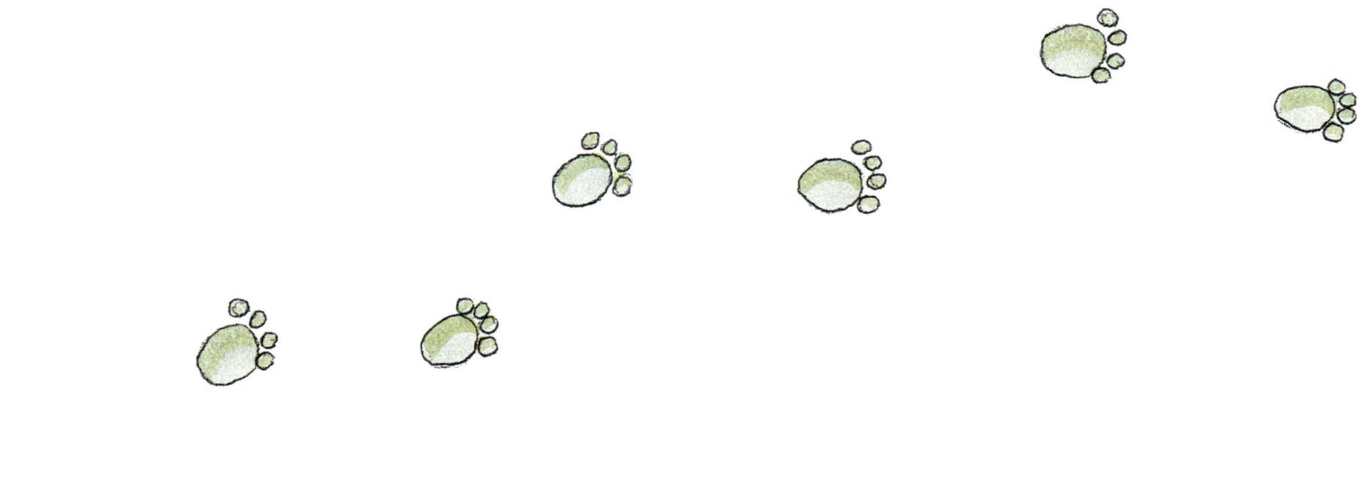

Georg Thieme Verlag
Stuttgart · New York

Was kommt da geflogen?

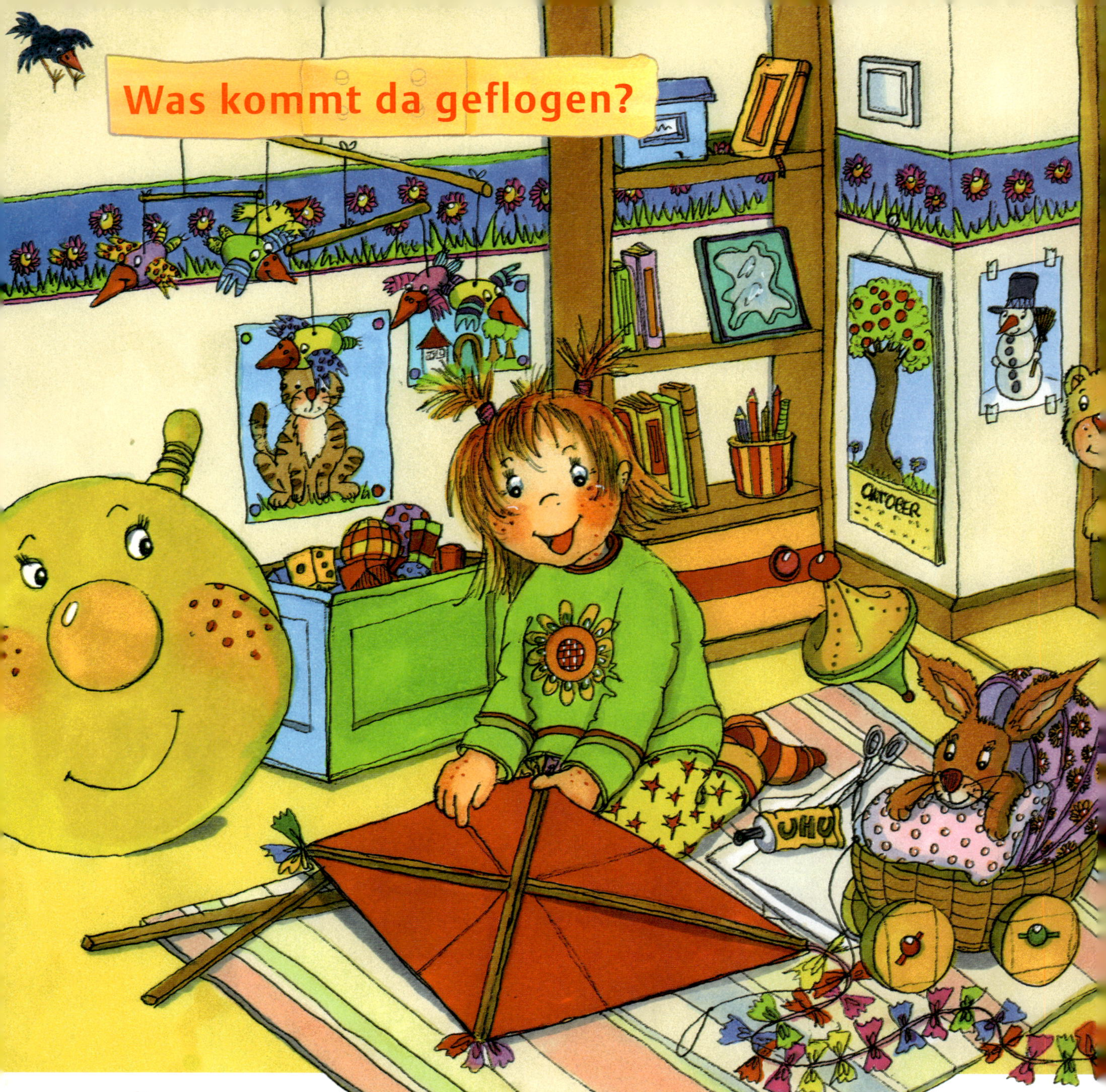

Was juckt denn da so hinter dem Ohr? Und da am Kopf? Und unter dem T-Shirt? Pia muss sich ganz kräftig hinter dem Ohr kratzen. Dann versucht sie wieder für eine Weile, das lästige Jucken zu vergessen. Denn sie hat eigentlich etwas viel Wichtigeres zu tun, als sich zu kratzen. Pia bastelt nämlich gerade einen Drachen.

Es ist Herbst und ihre Mutter hat versprochen, mit ihr Drachenfliegen zu gehen, wenn richtig viel Wind weht. Wenn nur das Jucken nicht wäre! Nun juckt es Pia auch noch am Rücken. Und ausgerechnet da kommt sie doch so schlecht hin, um sich zu kratzen! Wie soll sie sich da auf das Basteln konzentrieren? Eine Weile hält Pia das Jucken noch

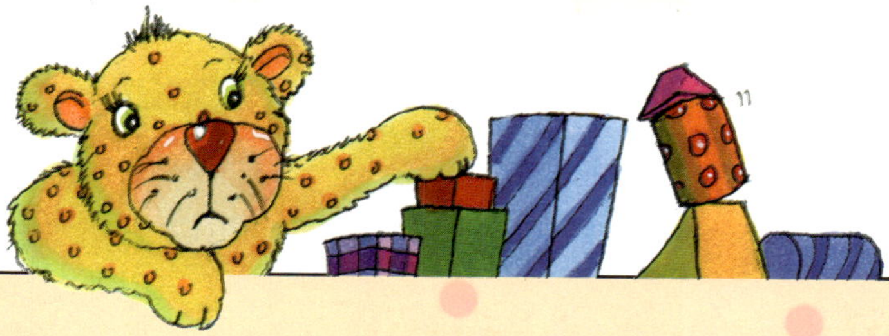

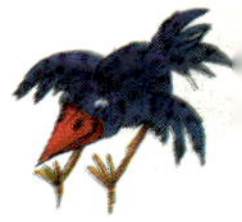

Was sind eigentlich Kinderkrankheiten?

Kinderkrankheiten sind Krankheiten, die bei uns ganz häufig vorkommen, so dass wir eine große Chance haben, uns irgendwo anzustecken. Meistens geschieht das, wenn wir in das Kindergartenalter kommen, weil wir dann im Kindergarten mit vielen anderen Kindern zusammenkommen. Auch die Windpocken gehören zu den Kinderkrankheiten. Wenn du einmal eine Kinderkrankheit hattest, wissen deine Abwehrzellen beim nächsten Mal schon ganz genau, was sie zu tun haben, und so bekommst du dieselbe Krankheit gar nicht ein zweites Mal. Gegen einige Kinderkrankheiten wirst du geimpft. Dann merkt sich dein Körper die Krankheit, als wenn er sie richtig gehabt hätte und kann sich erst gar nicht anstecken.

aus, aber dann muss sie doch loslaufen und Mama bitten, sie einmal am Rücken zu kratzen. „Mama!“, ruft Pia, als sie in der Küche ankommt. „Mama, kratz mich bitte mal! Bitte, bitte, bitte – jetzt sofort!“

Es juuuuuuuuckt so fürchterlich!

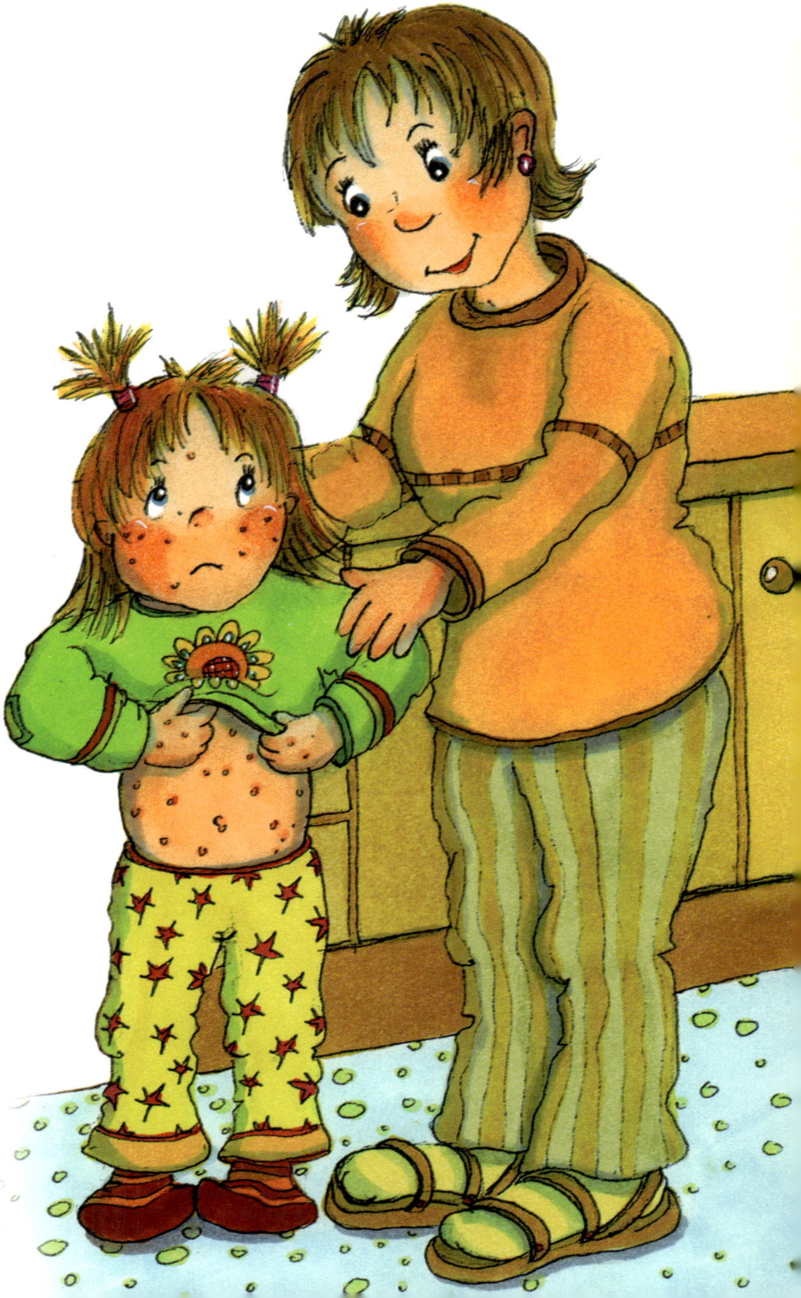

Erstaunt dreht Pias Mama sich zu ihr um. Dass Pia heult wie eine kleine Feuerwehrsirene und dabei auf und ab hüpft wie Rumpelstilzchen, ist sie von ihr gar nicht gewohnt. „Wo juckt es dich denn so?“, fragt sie Pia. „Hinter dem Ohr und am Rücken und vorne unter meinem T-Shirt und oben am Kopf unter den Haaren!“, ruft Pia. „Kratz mich bitte mal schnell.“ Nun will die Mama es doch etwas genauer wissen. Sie schaut hinter Pias Ohren, schiebt ihr T-Shirt hoch und ruft: „Pia, du hast die Windpocken!“

Pias Gesicht sieht aus wie ein großes Fragezeichen. „Windpocken? Was ist das denn? Kriegt man die, wenn es stürmt?“, fragt sie. Mama lacht. „Nein“, antwortet sie und geht mit Pia zum Spiegel. Dort zeigt sie ihr die vielen kleinen Bläschen, die sie auf Pias Haut entdeckt hat. „Windpocken bekommt man von jemandem, der sie schon hat!“. Mama fühlt die Temperatur an Pias Stirn. „Außerdem hast du ein biss-

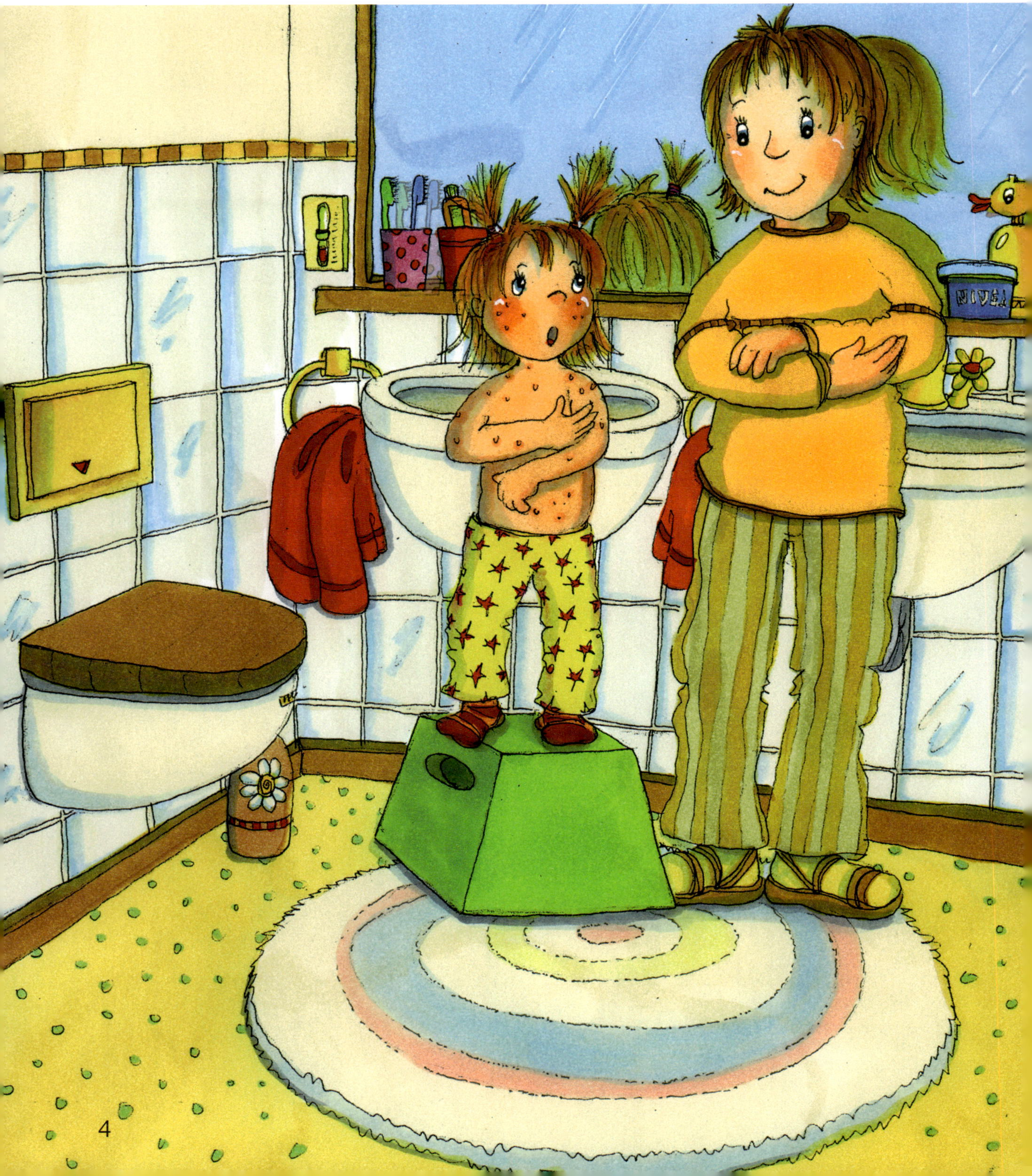

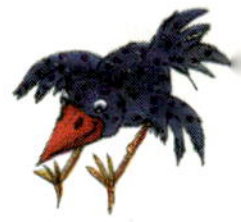

chen Fieber!", sagt sie. „Und ein bisschen blass bist du auch um die Nase! Ich glaube, du gehörst ins Bett!", erklärt sie Pia. „Aber ich fühl mich doch gar nicht krank!", ruft Pia. „Heißt das etwa, dass wir nun den Drachen nicht fliegen lassen können? Außerdem muss ich dringend in den Kindergarten, denn morgen ist Erzählkreis!", jammert Pia. „Du gehörst ins Bett", sagt die Mama da noch einmal. „Der Drachen läuft dir nicht davon, und ich verspreche dir, wir lassen ihn fliegen, wenn du wieder ganz gesund bist!"

„Aber ich bin doch gar nicht krank", versucht Pia ein letztes Mal das Drachenbauen und den Kindergartenerzählkreis zu retten. Aber so ganz stimmt das gar nicht, muss Pia insgeheim zugeben.

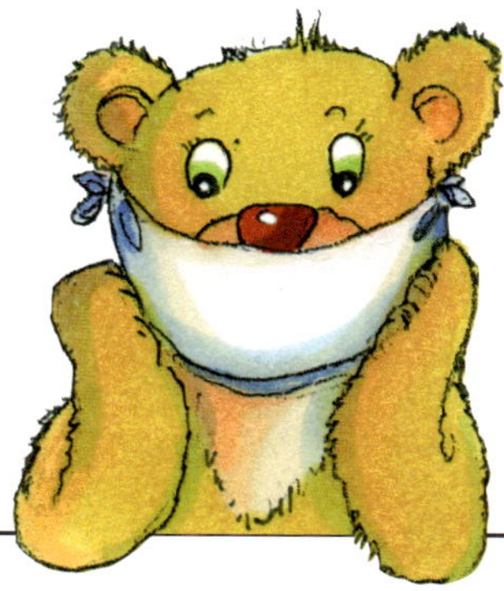

Warum heißen die Windpocken Windpocken?

Die Windpocken bekommt man durch ein Virus.
Ein Virus ist ein ganz kleiner „Krankmacher" oder auch Krankheitserreger. Wenn wir krank werden, wohnt das Virus in bestimmten Zellen unseres Körpers.
Das Virus, das die Windpocken bringt, hat einen komplizierten Namen: Varizella-Zoster-Virus und ist ein guter Überlebenskünstler. Um sich zu vermehren, muss es in unserem Körper wohnen, aber es kann auch schon einmal ein paar Tage außerhalb des Körpers überleben. Wenn du das erste Mal mit dem Virus Kontakt hast, ist es sehr wahrscheinlich, dass du dich ansteckst.
Am häufigsten ist das Virus bei uns im Winter und im Frühjahr von einem zum anderen unterwegs. Um von einem Körper zum anderen zu kommen, benutzt das Virus kleine Wassertröpfchen. Solche Tröpfchen fliegen durch die Luft, wenn man hustet oder niest – das geht auch über eine Strecke von ein paar Metern.
Also fliegt das Virus gar nicht richtig selbst, sondern sitzt in dem Tröpfchen und gelangt so von einem Menschen zum anderen.
Anstecken kannst du dich aber auch mit einem Tröpfchen, das direkt aus den Windpocken auf der Haut von jemandem kommt, der gerade Windpocken hat.

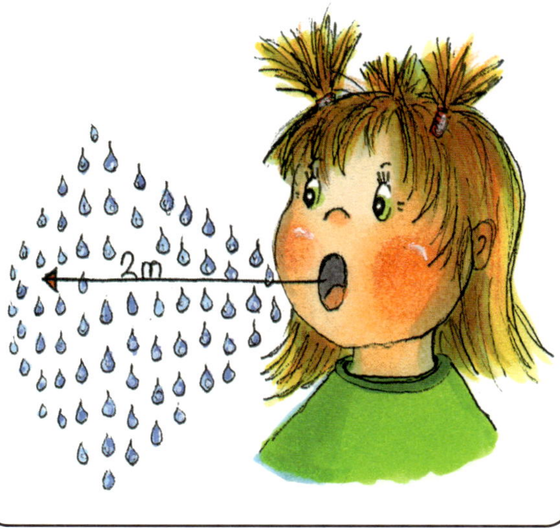

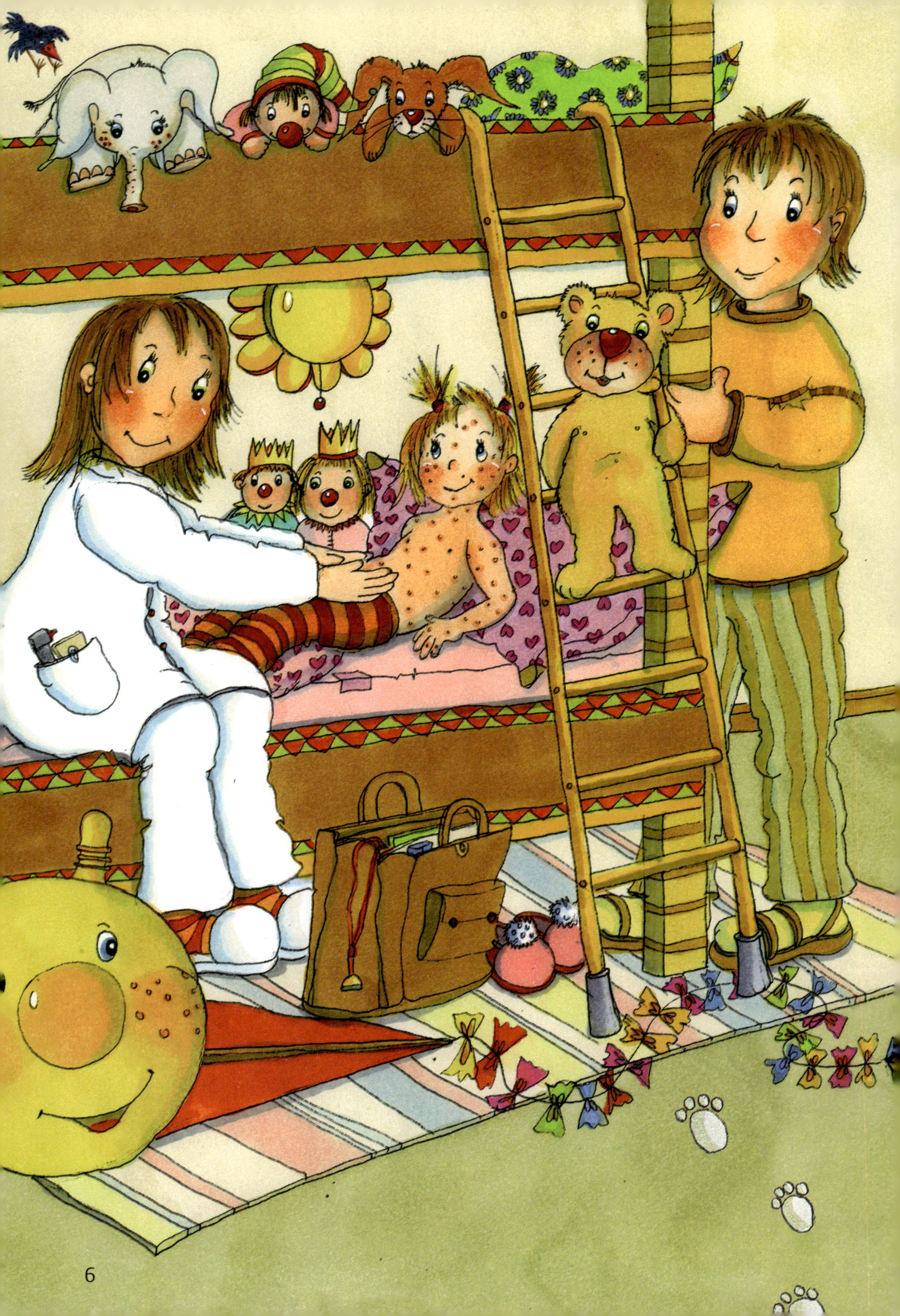

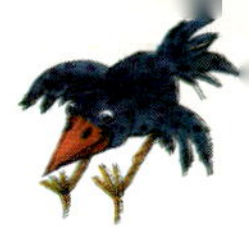

Denn eigentlich jucken diese Dinger, diese Windpocken, ganz schön. Und irgendwie fühlt Pia sich auch ein bisschen schlapp. Also gibt sie nach, und lässt sich von ihrer Mama ins Bett bringen.

Noch am selben Tag kommt ihre Kinderärztin sie besuchen. Pia kennt sie schon, denn sie war schon bei ihr in der Kinderarztpraxis zum Untersuchen und zum Impfen. Die Kinderärztin bringt ihr eine Creme für die Haut mit, damit die Windpocken nicht so jucken. Außerdem hat sie ihren Bären Thiemo mitgebracht, der sich gut auskennt und Pia erzählt, woher die Windpocken kommen und wie lange das Ganze so dauern wird. Viel muss man gar nicht tun, lernt Pia. Außer der Creme gegen das Jucken, damit sie sich nicht so viel kratzt – „Das gibt nämlich Narben auf deiner Haut“, erzählt ihr Thiemo –, braucht Pia eine große Mütze Schlaf und viel Ruhe, erklärt die Kinderärztin. Das Fieber ist nicht besonders hoch, aber Pia ist sehr müde und schläft ganz viel. So verbringt Pia ein paar Wochen zu Hause.

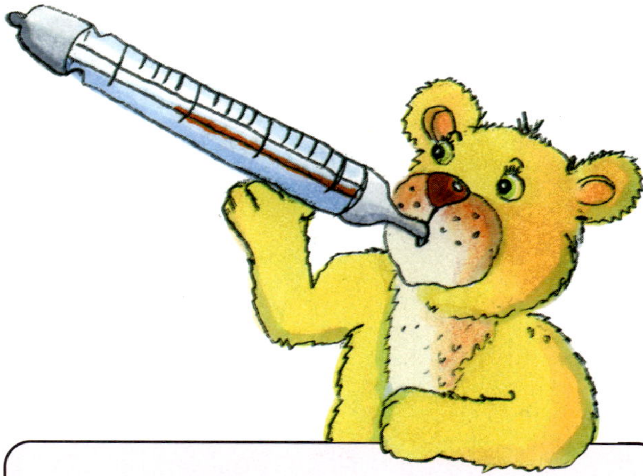

Was machen die Windpocken mit dir?

Am Anfang merkst du gar nicht, dass du dich angesteckt hast. Es kann zwei bis drei Wochen dauern, bis du richtig krank bist. Zuerst bekommst du für ein paar Tage ein bisschen Fieber oder Kopfweh – als wenn du eine kleine Erkältung hast. Danach tauchen dann die richtigen Windpocken auf. Erst sieht man sie am Oberkörper und am Rücken, im Gesicht und auch unter den Haaren. Später kommen ein paar Bläschen an den Armen und Beinen dazu. Am Anfang sieht man rote Flecken so groß wie eine Linse auf der Haut – meistens jucken diese Stellen. Dann werden die Flecken zu Bläschen, so groß wie ein Reiskorn. Irgendwann platzen sie, und es bildet sich eine hellbraune Kruste. Die Krusten fallen nach einer Weile ab. Manchmal hast du auch kleine Stellen im Mund.

Die Windpocken sind also fast immer ganz harmlos. Gefährlich sind sie aber für kleine Babys und Menschen, die schon eine andere, schwere Krankheit haben.

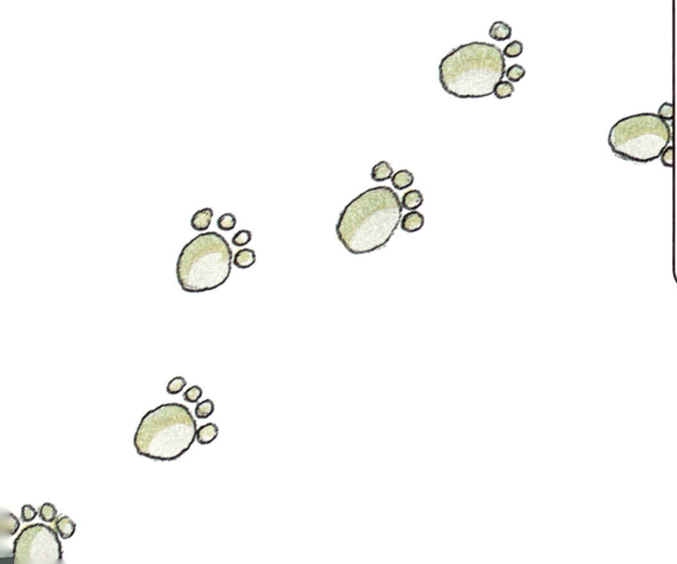

Und was kann ich tun?

Eigentlich musst du nur geduldig warten, bis die Windpocken wieder verschwunden sind. Aber solange du sie hast, kann man etwas gegen das Jucken tun, damit du dich nicht so kratzen musst. Dann können die Windpocken auf deiner Haut einfach wieder verheilen, ohne dass die Haut vor lauter Kratzen kaputt geht.

Gegen das Jucken hilft etwas zum Pudern, Eincremen oder zum Baden – da kennt sich dein Kinderarzt gut aus! Manchmal gibt es auch ein paar Tropfen, die man gegen das Jucken schlucken kann. Und gegen die Langeweile in dieser Zeit gibt es Bücher oder Kassetten, etwas zum Malen oder Basteln und natürlich Mama und Papa, die mit dir spielen.

Damit sich nicht auf einmal ganz viele Menschen anstecken und dann vielleicht auch kleine Babys oder sehr kranke Menschen, dürfen Kinder oder große Leute, die die Windpocken haben, eine Weile nicht in den Kindergarten oder in die Schule gehen – oder sonst wohin, wo viele Menschen zusammen sind.

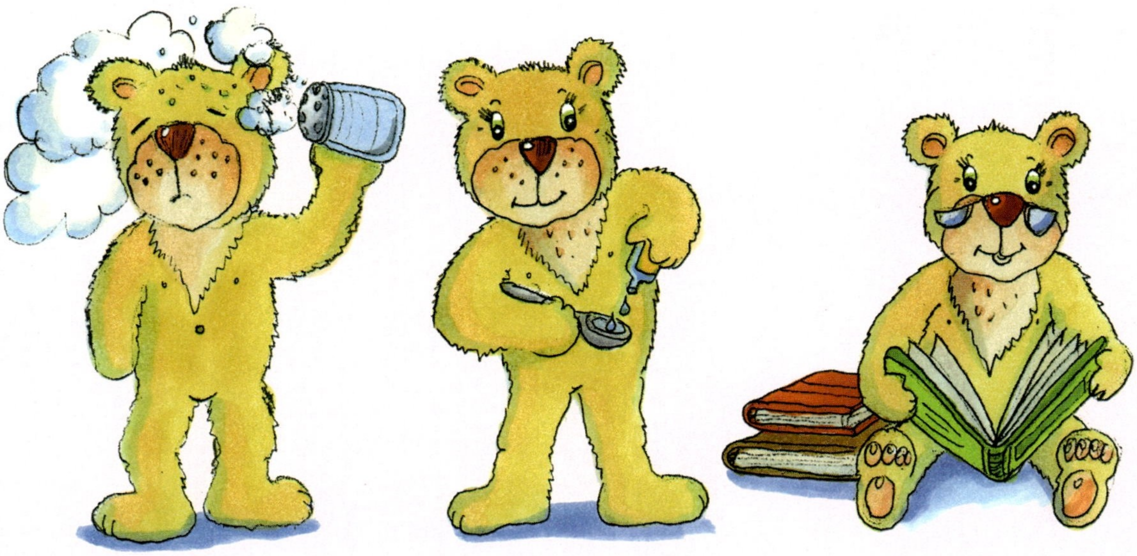

Nach ein paar Tagen wissen Pia und ihre Mama auch, woher Pia die Windpocken hat. Suses Mama hat angerufen und erzählt, dass Pias beste Freundin Suse im Bett liegt und – na ihr könnt es bestimmt schon raten – die Windpocken hat!

Am Ende der Windpockenzeit darf Pia schon für eine kurze Zeit aufstehen und an ihrem Drachen basteln.

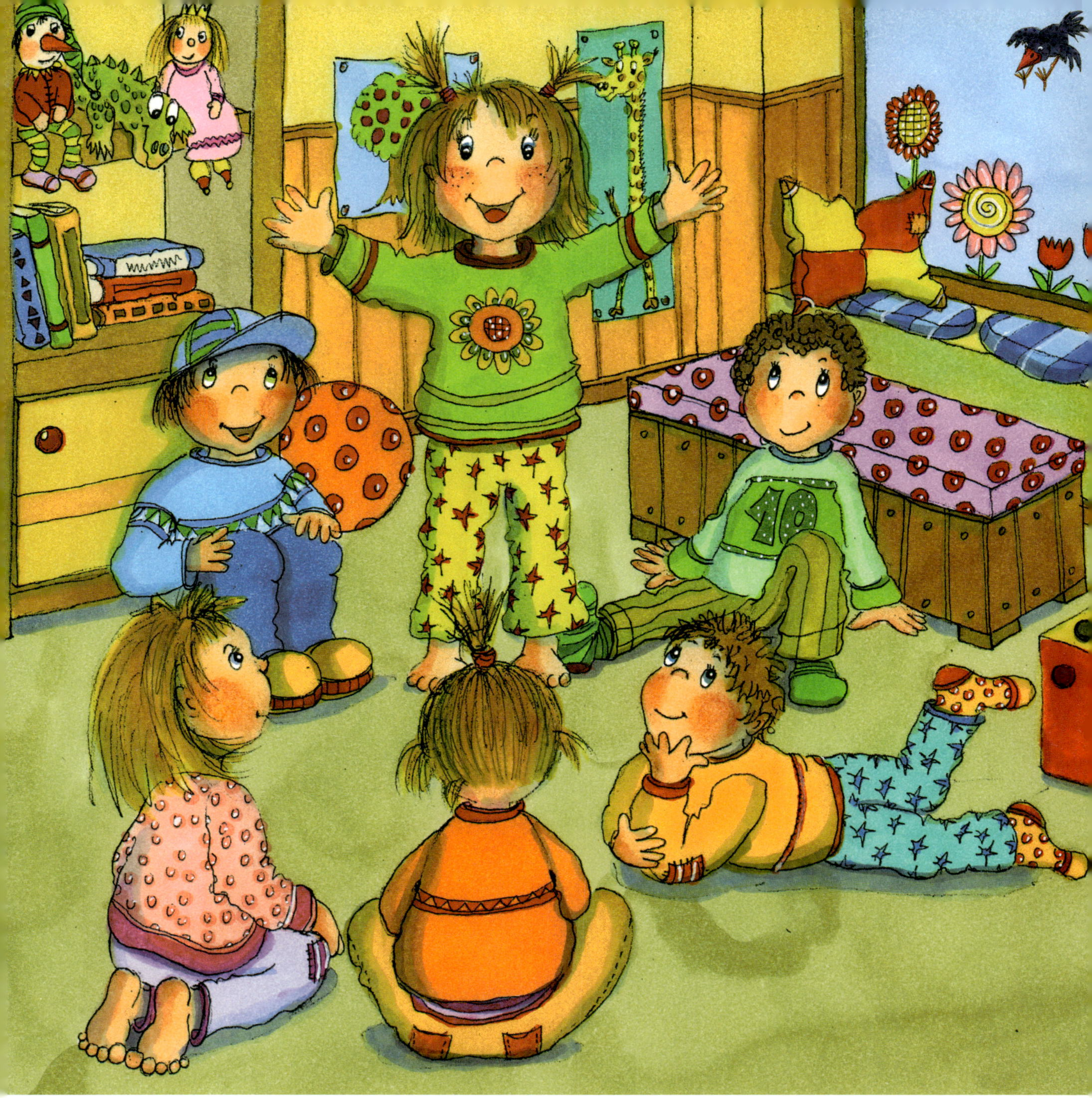

Aber Pia und ihre Mama müssen warten bis alle Windpocken verschwunden und nur noch ein paar letzte kleine vertrocknete Stellen auf der Haut übrig geblieben sind, wo vorher mal die Bläschen waren.

Dann darf Pia endlich wieder in den Kindergarten. Und diesmal hat sie im Erzählkreis jede Menge zu erzählen von Windpocken und Drachen und von Thiemo, dem Bären.

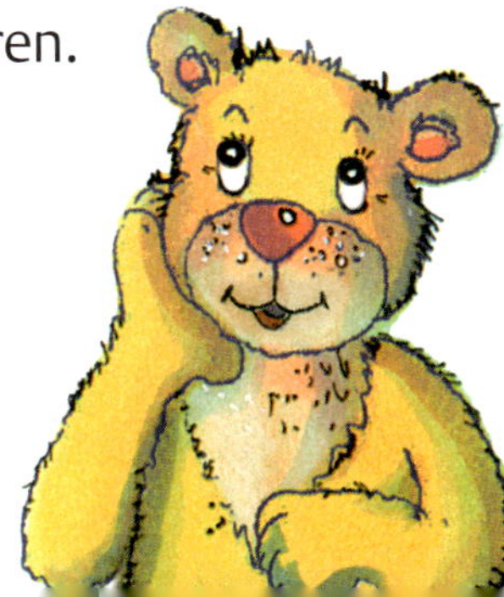

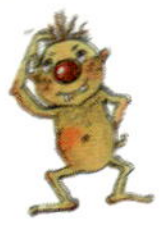

Eine kleine Krabbellaus...

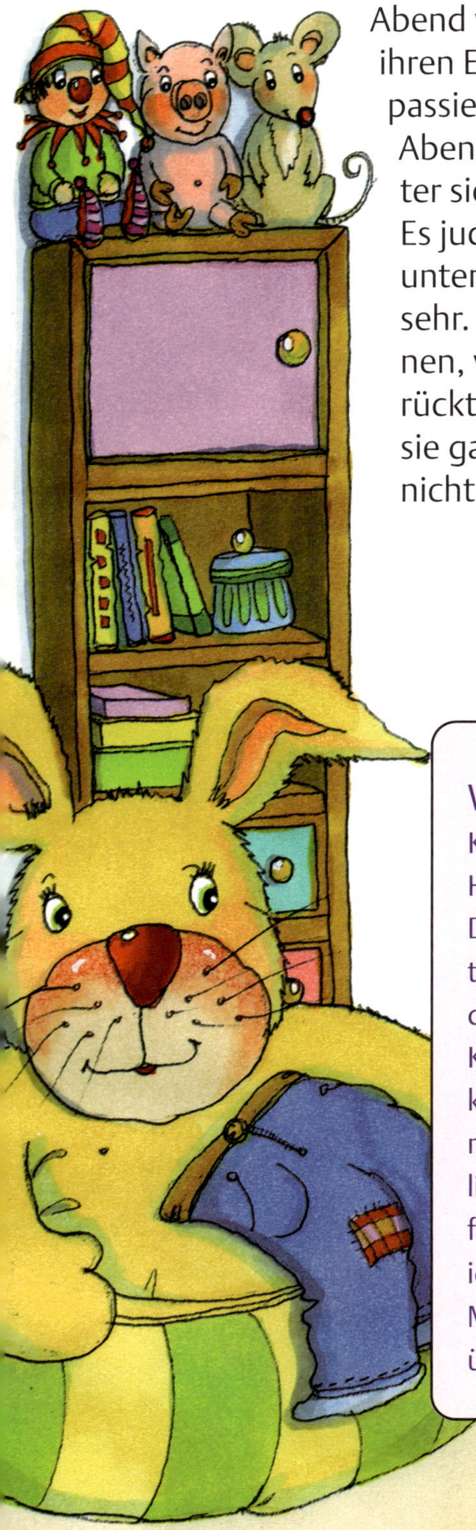

Sophie spielt am liebsten mit Lena. Die beiden wohnen in derselben Straße und sind beste Freundinnen. Außerdem sind sie in derselben Kindergartengruppe, in der Baumgruppe. Sophie und Lena freuen sich immer schon am Abend vorher auf den nächsten Tag im Kindergarten und erzählen ihren Eltern beim Gute-Nacht-Sagen, was alles so im Kindergarten passiert ist, und was sie am nächsten Tag vorhaben. Auch heute Abend liegt Sophie schon im Bett. Sie hat ihre Erzählstunde hinter sich und soll nun schlafen. Aber Sophie kann nicht einschlafen. Es juckt sie nämlich so. Wo, fragt ihr euch? Es juckt sie am Kopf unter ihren Haaren! Eigentlich mag Sophie ihre langen Haare sehr. Nur beim Waschen und Kämmen muss sie manchmal weinen, wenn es so doll ziept. Aber heute Abend wird sie fast verrückt. Es juckt und kribbelt und krabbelt auf ihrem Kopf, so dass sie gar nicht einschlafen kann. Als wenn Mama das Shampoo nicht richtig ausgespült hätte...

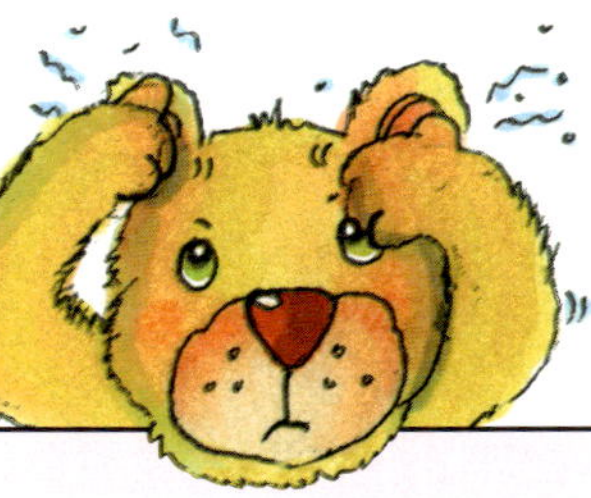

Was sind Kopfläuse?

Kopfläuse leben eigentlich nur bei den Menschen und zwar in ihren Haaren auf dem Kopf. Darum heißen sie auch so.

Die Laus hat keine Flügel, einen ganz platten Rücken, drei Paar kräftige Beine mit kleinen Haken dran und einen Rüssel, mit dem sie in die Haut stechen kann. So saugt sie jeden Tag etwas Blut aus der Kopfhaut. Von diesem Blut ernährt sie sich. Eine Kopflaus fängt ganz klein an. Zuerst ist sie ein Ei. Die Eier kleben ganz fest an den Haaren, meistens ganz dicht am Kopf. Dann wächst sie zur Larve und schließlich zu einer richtigen Laus heran. Die Laus mag es gern warm und feucht – in den Haaren hat sie ein ideales Zuhause. Weit weg vom Menschen kann sie nicht lange überleben.

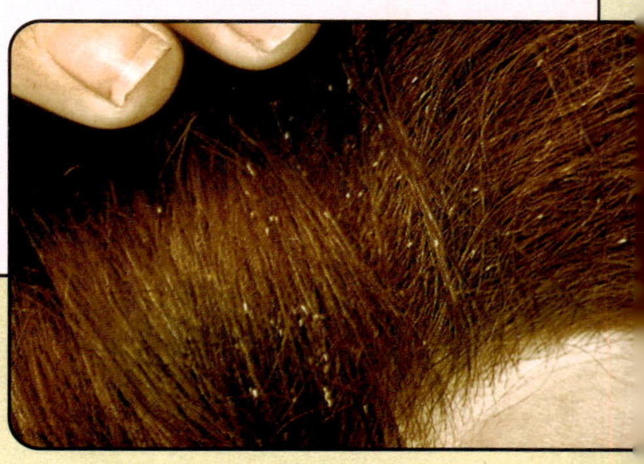

Aber heute war gar kein Haare waschen dran! Als Sophie es nicht mehr aushalten kann, steht sie auf und ruft an der Kinderzimmertür: „Mama, Papa, ich kann nicht schlafen – es juckt mich so am Kopf!“ „Sophie“, antwortet ihr Vater, „geh ins Bett und schlaf jetzt!“. Mama und Papa kennen die Tricks, wenn Sophie nicht schlafen will und viele Gründe findet, wieder aufzustehen! Sophie legt sich wieder hin. Aber es juckt immer schlimmer! Nach ein paar Minuten steht sie wieder auf.

Sie ruft noch einmal. Endlich kommt ihre Mama ins Kinderzimmer. „Sophie, du sollst schlafen!“, sagt sie streng. „Aber es juckt ganz schrecklich, Mama!“, jammert Sophie, „da kann ich nicht einschlafen!“ „Wo juckt es denn?“, fragt Mama. „Am Kopf überall!“, klagt Sophie. Mama untersucht Sophies Kopf, aber sie kann nichts entdecken. Doch Sophie lässt nicht locker.

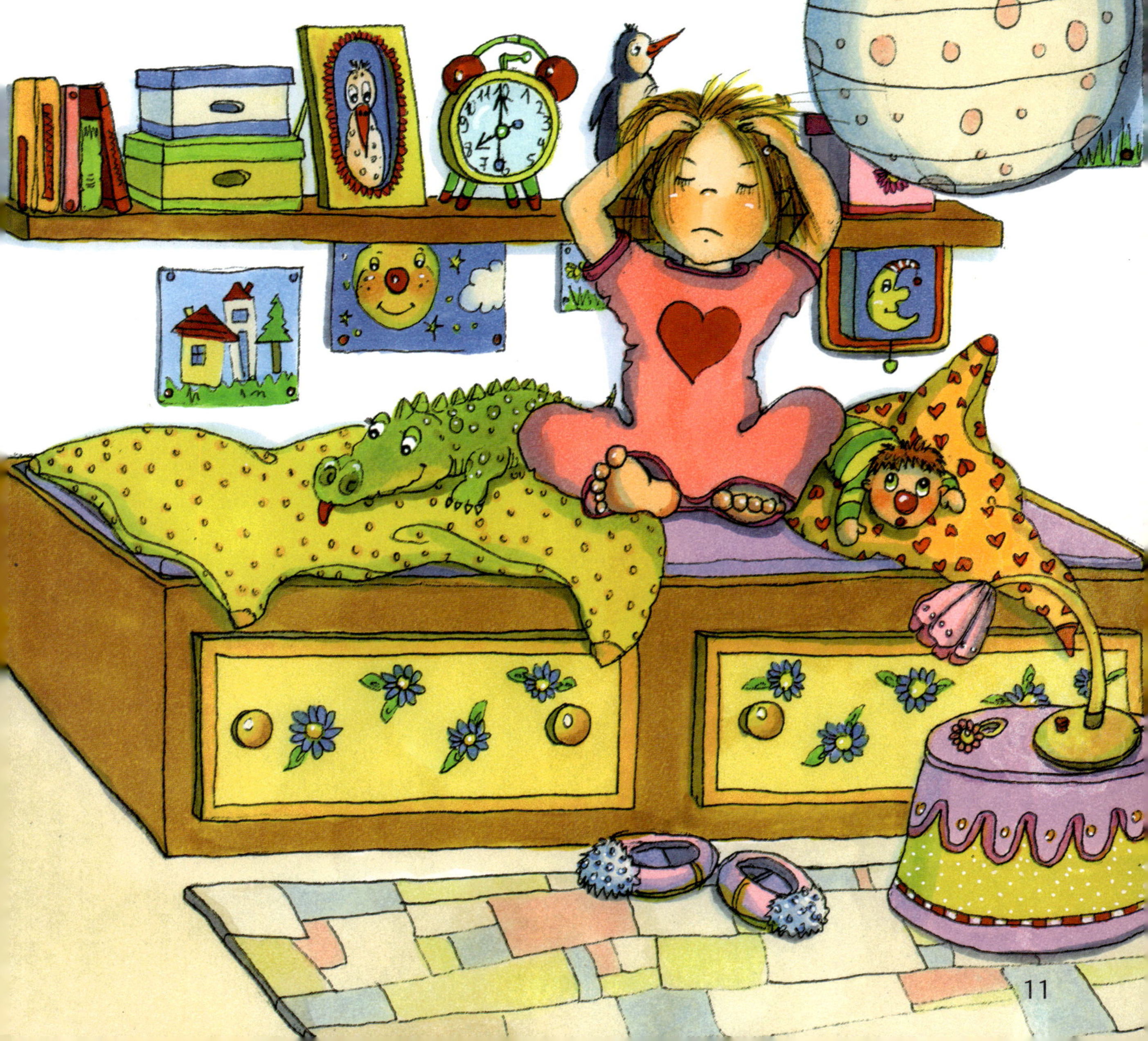

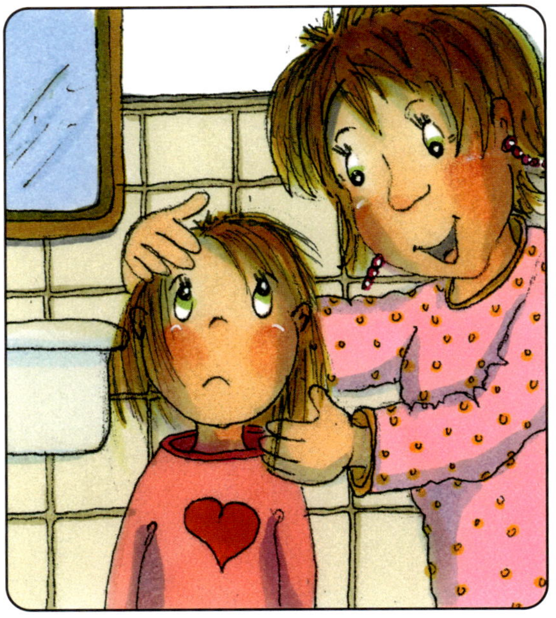

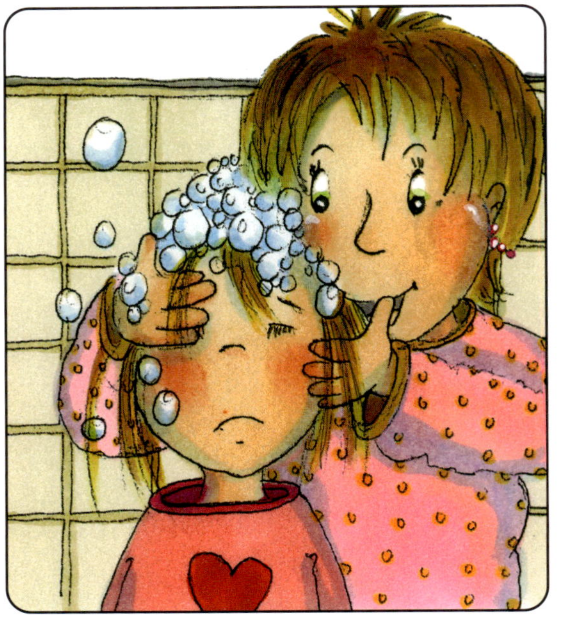

Schließlich gehen beide ins Bad, und Mama macht das große, helle Licht an. Nun untersucht sie Sophies Kopf ganz genau. Und was findet sie? Ein paar kleine Krabbelläuse und ihre kleinen Läuseeier, die ganz nah am Kopf fest an den Haaren kleben. Als die Mama ihr erklärt, was sie entdeckt hat, ruft Sophie:

Läuse? Wo kommen die denn her?

„Ach“, sagt ihre Mutter, „die gibt es immer mal wieder!“ Zum Glück kennt Sophies Mama sich aus und hat noch etwas von dem Haarshampoo zu Hause, das gut gegen die Läuse hilft. Damit wäscht sie nun Sophies Haare. Erst weint Sophie. Sie mag Haare waschen nun mal überhaupt nicht, und außerdem riecht das Shampoo so komisch! Aber ihre Mama sagt: „Wenn wir nicht gründlich waschen, Sophie, juckt es weiter, und mit Läusen auf deinem Kopf kannst du nicht in den Kindergarten gehen!“ Das überzeugt Sophie. Sie kneift die Augen zu und lässt sich die Haare waschen. Als sie endlich fertig sind, ziept es noch beim Kämmen, aber dann ist es geschafft. Nun bekommt Sophie noch frische Bettwäsche, und ihre Mama trägt alle Kuscheltiere und Kleider in den Keller zum Waschen.

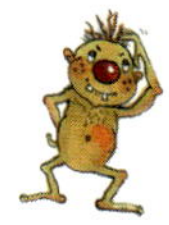

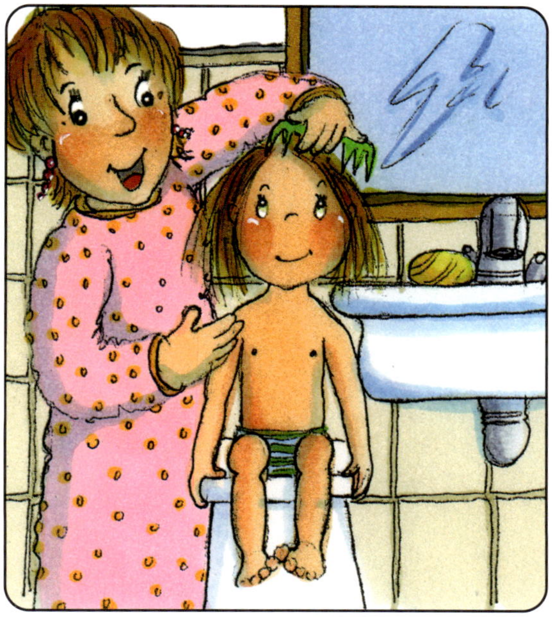

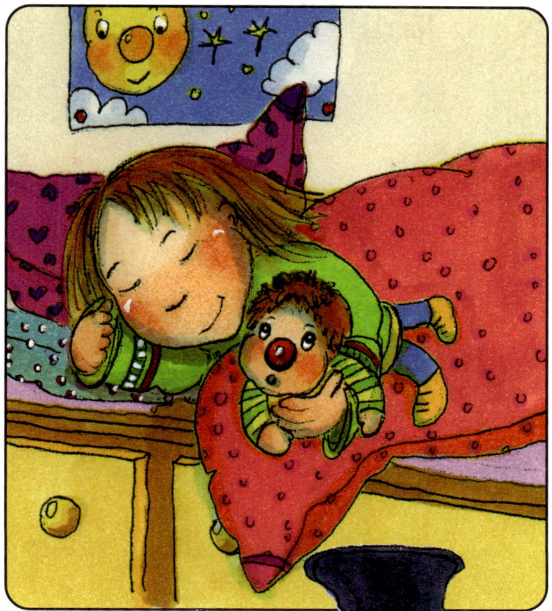

Dann kann Sophie sich wieder ins Bett legen und schläft sofort ein, denn nun juckt gar nichts mehr!

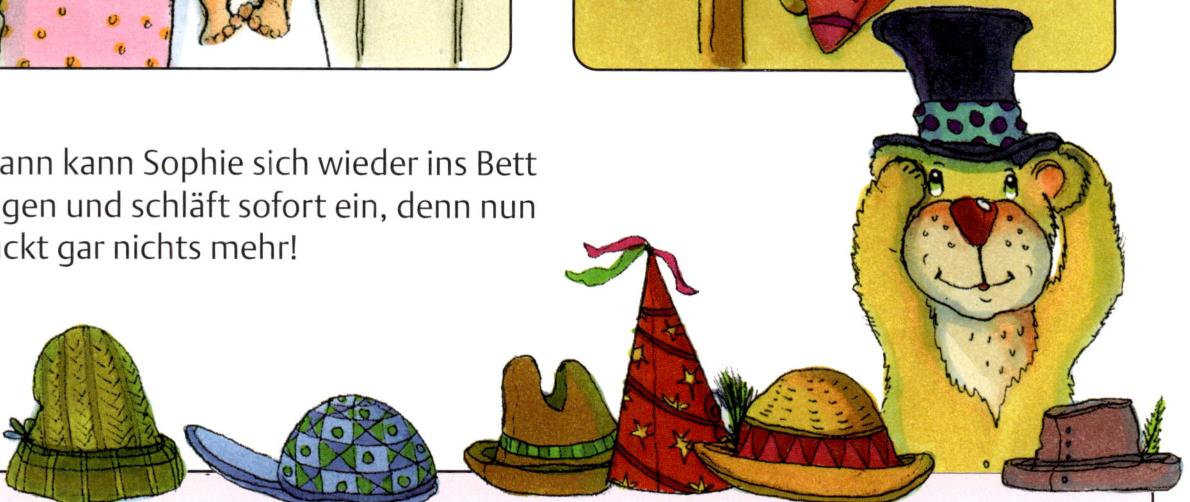

Wie wandern die Läuse von einem Menschen zum anderen?

Die Läuse wandern von Mensch zu Mensch, wenn diese ganz nah beieinander sind oder wenn sie einen Gegenstand gemeinsam benutzen, der vorher mit den Haaren in Berührung war: zum Beispiel eine Mütze, ein Kopfkissen oder eine Haarbürste. Alle zwei bis drei Stunden, wenn die Kopfläuse Hunger haben, stechen sie ihren Rüssel in die Haut. Dabei kommt etwas Speichel von der Laus unter die Haut, und diese Stellen jucken dann.

Wenn der Kopf juckt und man nach Läusen sucht, entdeckt man oft zuerst die Eier, die direkt an den Haaren kleben. Die Läuse selbst sieht man ganz selten, weil es oft gar nicht so viele sind. Mit einer Lupe kann man die Läuse und ihre Eier leichter finden.

Die meisten Kinder stecken sich im Kindergarten oder in der Schule an – vor allen Dingen im Winter, wenn alle Mützen tragen. Jeder kann einmal die Läuse bekommen. Ehe man sich versieht, ist eine kleine Krabbellaus rübergewandert. Wenn man selbst die Läuse hat, muss man im Kindergarten oder in der Schule Bescheid sagen. Dann wissen alle Kinder und Eltern, dass sie nach kleinen Läusen Ausschau halten müssen, wenn es einmal juckt.

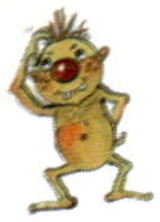

Und was kann ich tun?

Um die Läuse wieder loszuwerden, müssen die Haare mit einem speziellen Shampoo gewaschen werden. So verschwinden die Läuse, Larven und Eier im Ausguss vom Waschbecken. Weil man meistens nicht alle Eier und Larven auf einmal erwischt, muss man das Haarewaschen so oft wiederholen, bis alle Störenfriede verschwunden sind. Außerdem muss man noch ein paar andere Dinge erledigen, um die Läuse und Eier zu erwischen, die es sich noch an anderen Stellen bequem gemacht haben: Alle Kämme, Haarbürsten und getragenen Sachen müssen ganz gründlich gewaschen werden – die Mützen nicht vergessen. Alles, was man nicht waschen kann, wandert in den Gefrierschrank oder in den Backofen, denn die Läuse vertragen es nicht, wenn es zu kalt oder zu heiß ist.

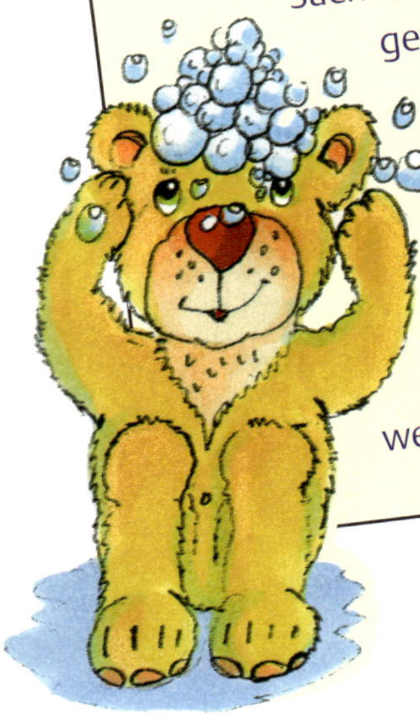

„Na, da hattet ihr auch noch ein kleines Froschkonzert beim Haare waschen, was?“, fragt Lenas Mutter. Dann gucken sie ihre Töchter an. Ihnen kommt ein Gedanke! „Habt ihr gestern wieder eure Mützen getauscht?“, fragen sie die beiden Mädchen. „Na klar“, sagt Sophie, „wir sind doch beste Freundinnen!“ „Und jetzt teilt ihr euch auch noch die Läuse“, lacht Sophies Mama. Später erzählt Sophie die Geschichte von den Kopfläusen im Kindergarten.

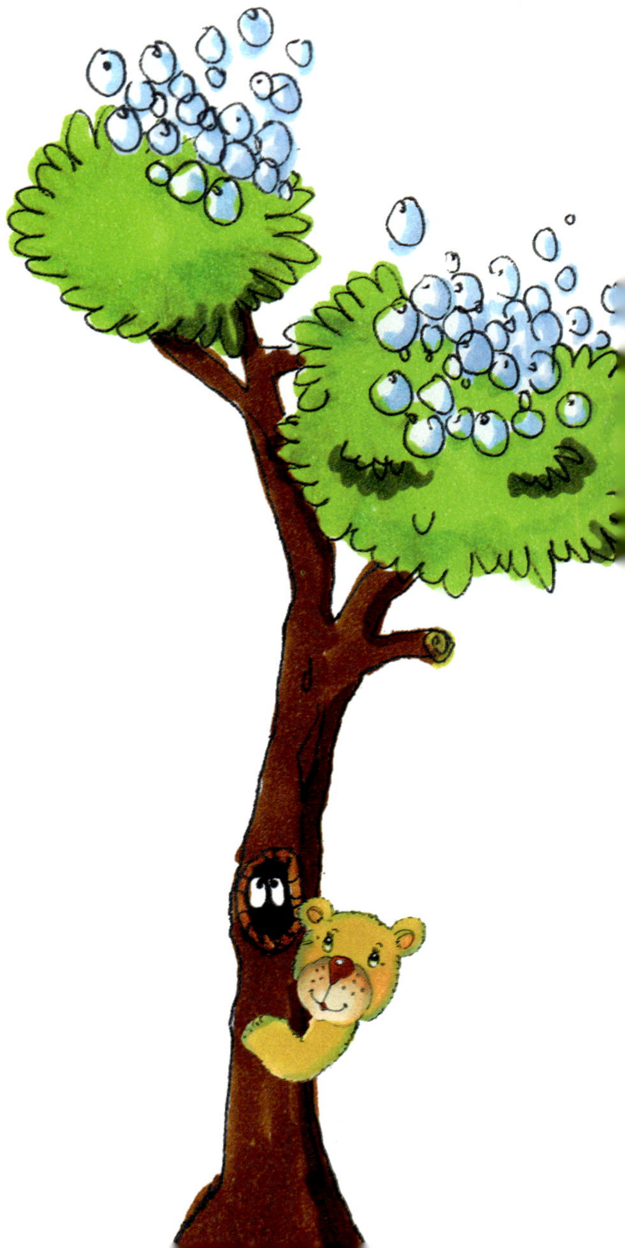

Am nächsten Morgen bringt Mama Sophie in den Kindergarten. An der Tür treffen sie Lena und ihre Mutter. Lenas Mutter lacht und sagt: „Jetzt ratet mal, was Lena gestern mit nach Hause gebracht hat!“ „Läuse?“, fragt da Sophies Mama. Beide lachen.

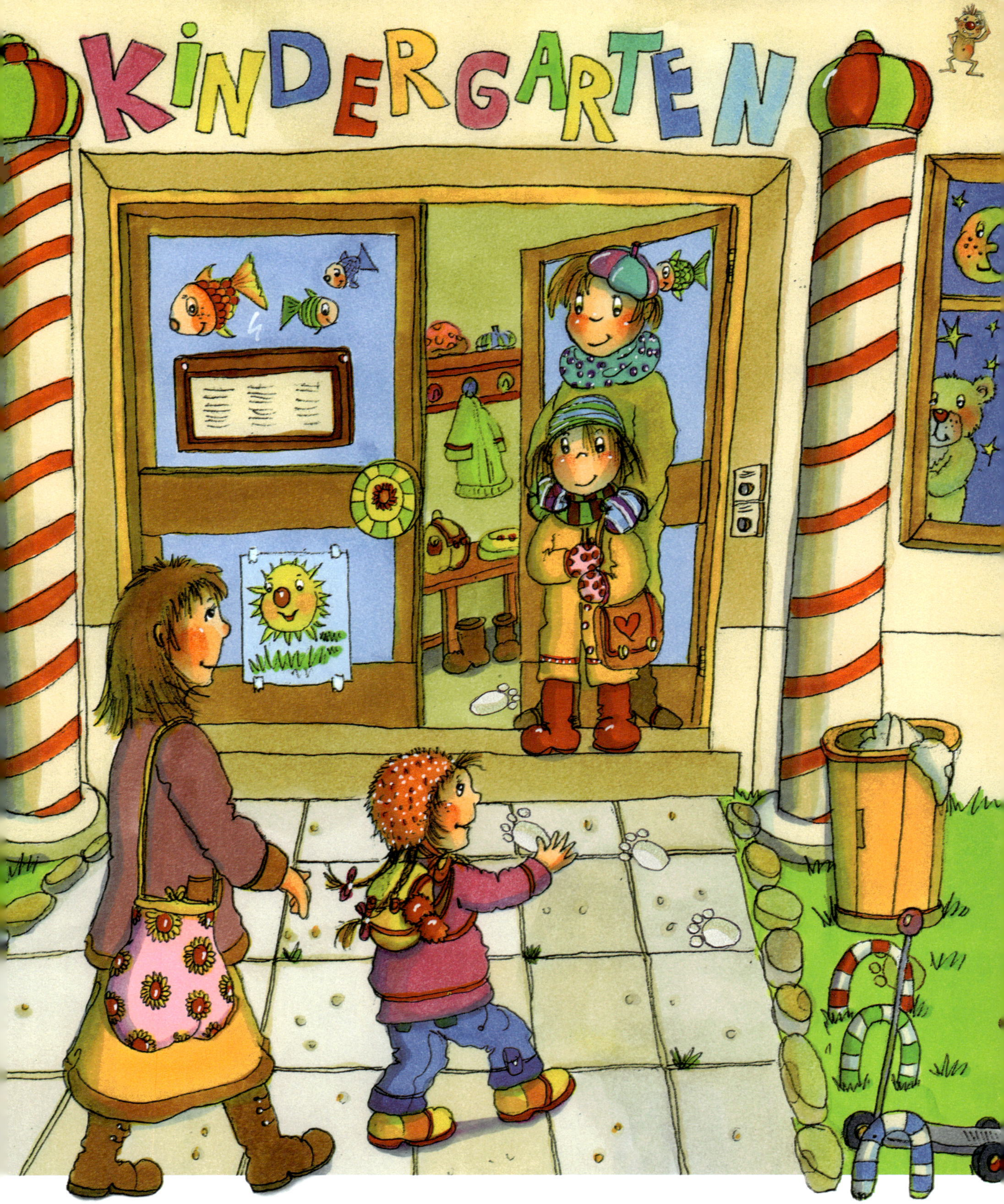

Da sagt die Erzieherin: „Wir sind doch die Bäumegruppe! Bäume und andere Pflanzen haben auch manchmal Läuse. Die sind grün und können die Bäume und Pflanzen krank machen. Aber auch gegen diese Läuse gibt es ein Mittel – manchmal hilft auch Seifenwasser.“ „Als wenn man den Bäumen die Haare wäscht“, lacht Sophie.

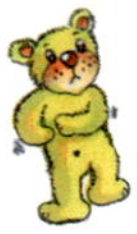

Wenn die Haut verrückt spielt...

Ronja ist eine richtige kleine Expertin – eine Juckexpertin. Ronja hat Neurodermitis. Was das ist, Neurodermitis? Das hat Ronja mit der Zeit ganz genau gelernt. Und weil sie sich mittlerweile richtig gut auskennt, hält sie heute in ihrer Klasse ein Referat. Im Sachkundeunterricht nehmen sie in der Schule nämlich gerade durch „Was alles jucken kann“.

Ronja hat erzählt, dass ihre Neurodermitis manchmal auch ganz schön juckt. Ihre Lehrerin war ganz begeistert von der Idee, dass Ronja etwas von ihrer manchmal etwas anderen Haut erzählen wollte. Damit sie ihren Klassenkameraden auch alles richtig erklären kann, ist Ronja vorher zu ihrer Kinderärztin gegangen und hat alles mit ihr besprochen. Dafür hatte sie sich ganz viele Fragen aufgeschrieben.

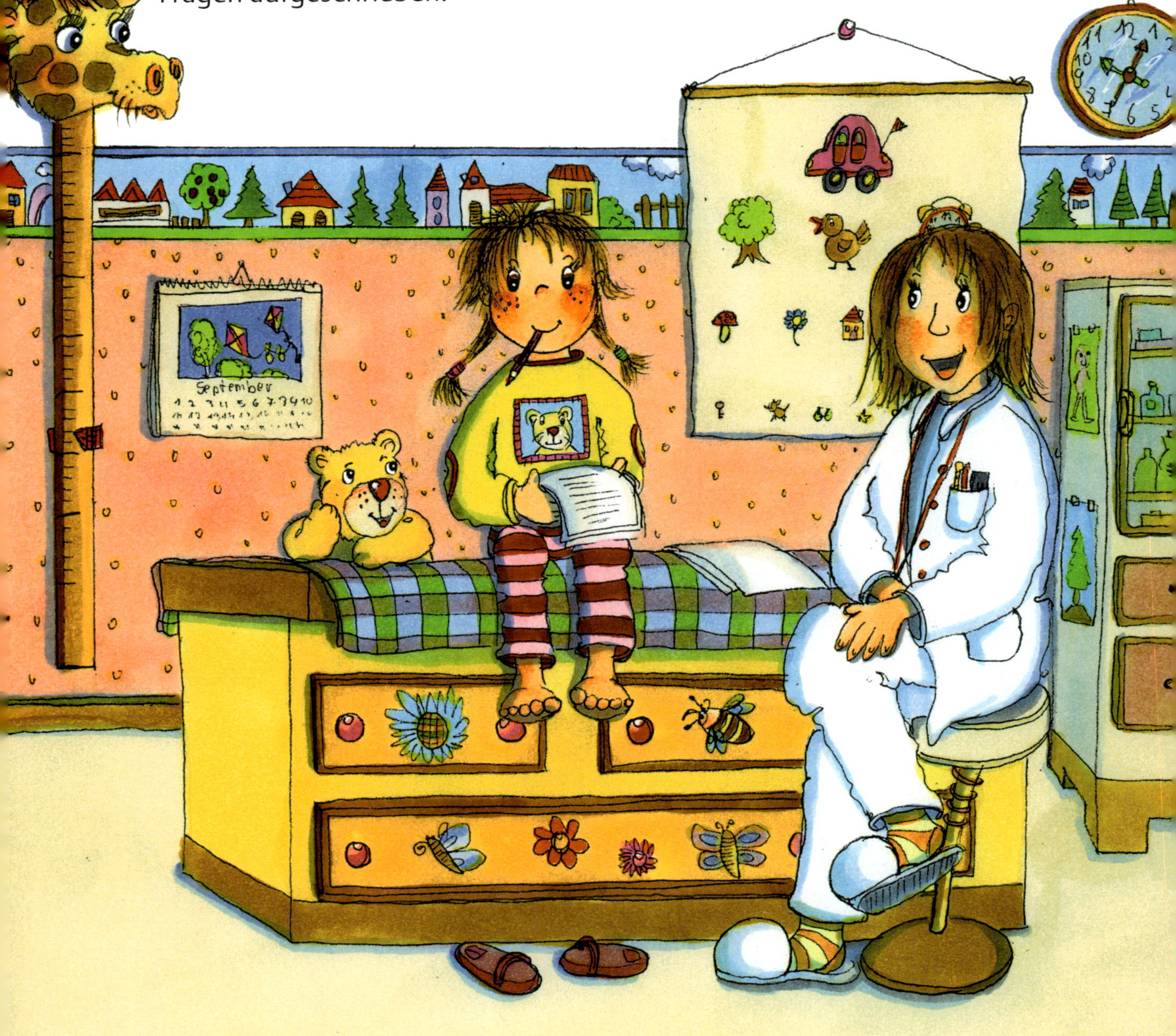

Das meiste, hatte Ronja festgestellt, wusste sie schon, und ein paar Sachen hatte sie zusammen mit ihrem Vater im Internet herausgesucht. Aber ihre Kinderärztin hatte auch noch ein paar gute Tipps und am wichtigsten war, dass sie Ronja ihr ganz besonderes Maskottchen mitgegeben hatte: Thiemo, ihren Bären. Der Bär saß immer – wie ihr alle ja schon wisst – neben der Untersuchungsliege bei ihrer Kinderärztin. Er würde Ronja Glück bringen und ihr ja vielleicht auch das eine oder andere ins Ohr flüstern, falls sie etwas vergessen sollte.

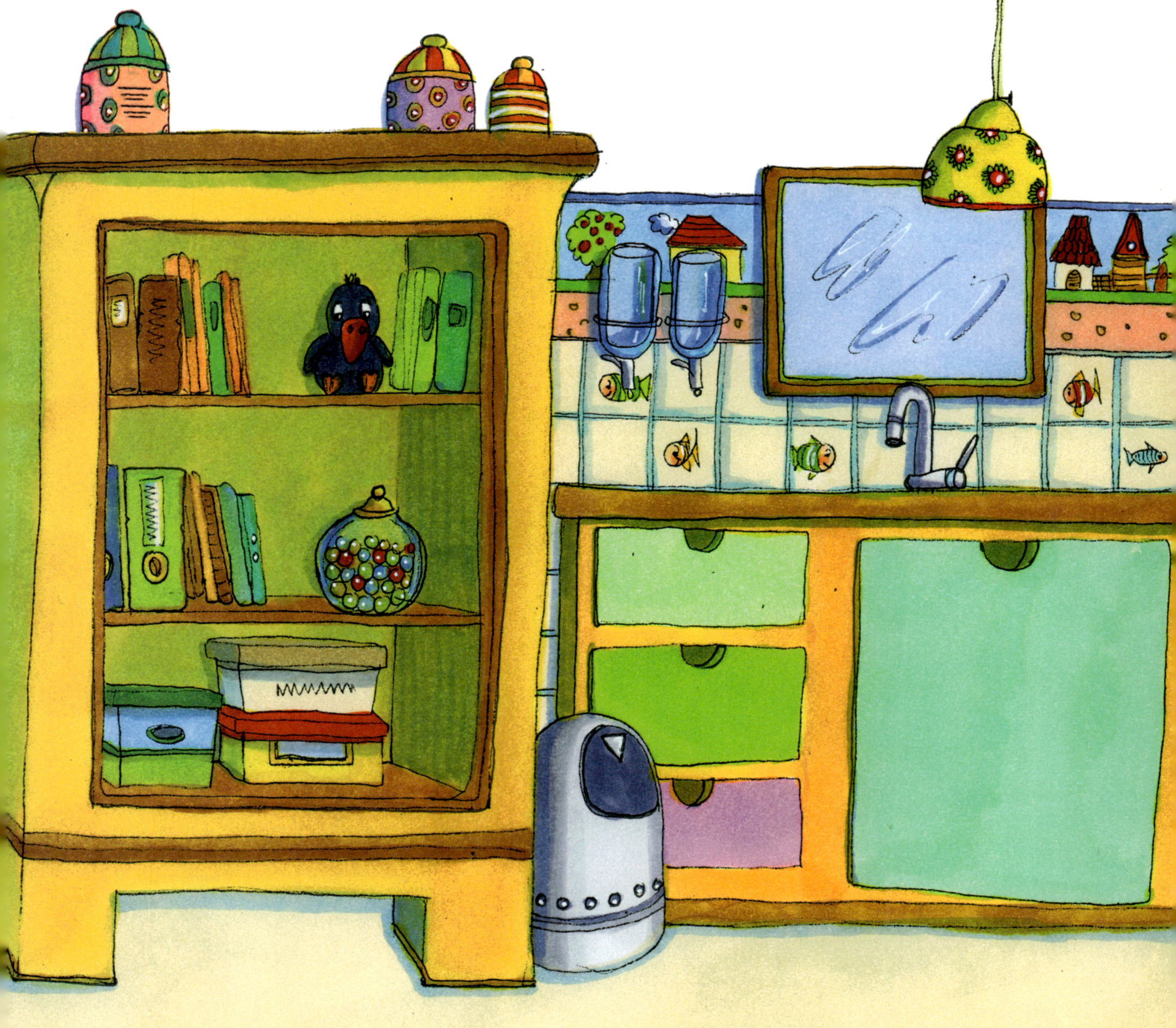

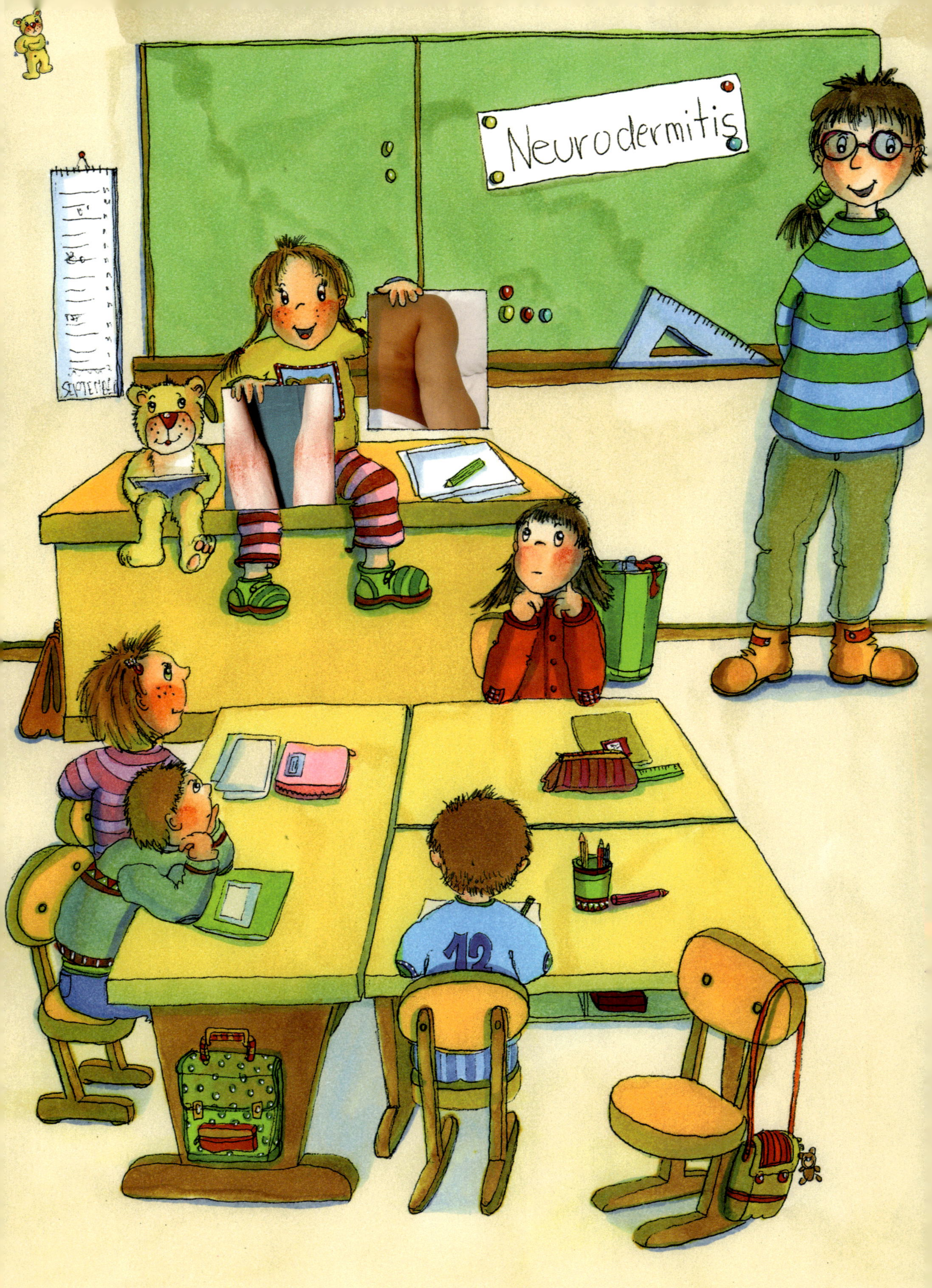
Neurodermitis
12

Und heute ist es nun so weit. Ronja stiefelt bepackt mit Bildern und Merkzetteln zur Schule, und in der zweiten Stunde geht es los. Zuallererst erzählt Ronja ihren Mitschülern, wie es begonnen hat mit ihrer Neurodermitis. „Eigentlich“, erklärt sie, „gab es dafür gar keinen richtigen ersten Tag. Mama hat mir erzählt, dass meine Haut immer schon ein bisschen trocken war – auch als Baby und ganz kleines Kind. Ich erinnere mich, dass ich mich kratzen musste, wenn ich lange in der Badewanne gebadet hatte. Irgendwann wurde das Jucken dann schlimmer und schlimmer. In einem Sommer haben wir eine Woche Ferien auf dem Bauernhof gemacht. Dort gab es Pferde und Ponys, und ich durfte reiten. „Nach ein paar Tagen“, erzählt Ronja, „musste ich mich dann so doll kratzen, dass meine Haut ganz rot wurde und weh tat. Manchmal habe ich mich auch im Schlaf gekratzt, und meine Haut war dann morgens immer ganz wund. Nach den Ferien sind wir zu meiner Kinderärztin gegangen, weil meine Haut gar nicht mehr besser werden wollte. Vor allen Dingen in den Ellenbeugen und Kniekehlen hatte ich rote, trockene Stellen. Mama dachte, es könnte vielleicht eine Allergie sein. Nach der Untersuchung hat mir meine Kinderärztin erklärt, dass ich Neurodermitis habe und wahrscheinlich auch eine Allergie gegen Pferde. Durch die Allergie ist die Haut schlimmer geworden – sie juckte noch mehr und wurde noch trockener und rauer. Aber richtig toll war sie ja vorher schon nicht. Hier habe ich euch ein Bild mitgebracht, wie die Haut aussehen kann, wenn man Neurodermitis hat.“ Ronja hält ein Bild von einer gesunden Haut und einer Haut mit Neurodermitis hoch. Alle recken ihre Hälse, damit sie genug sehen können

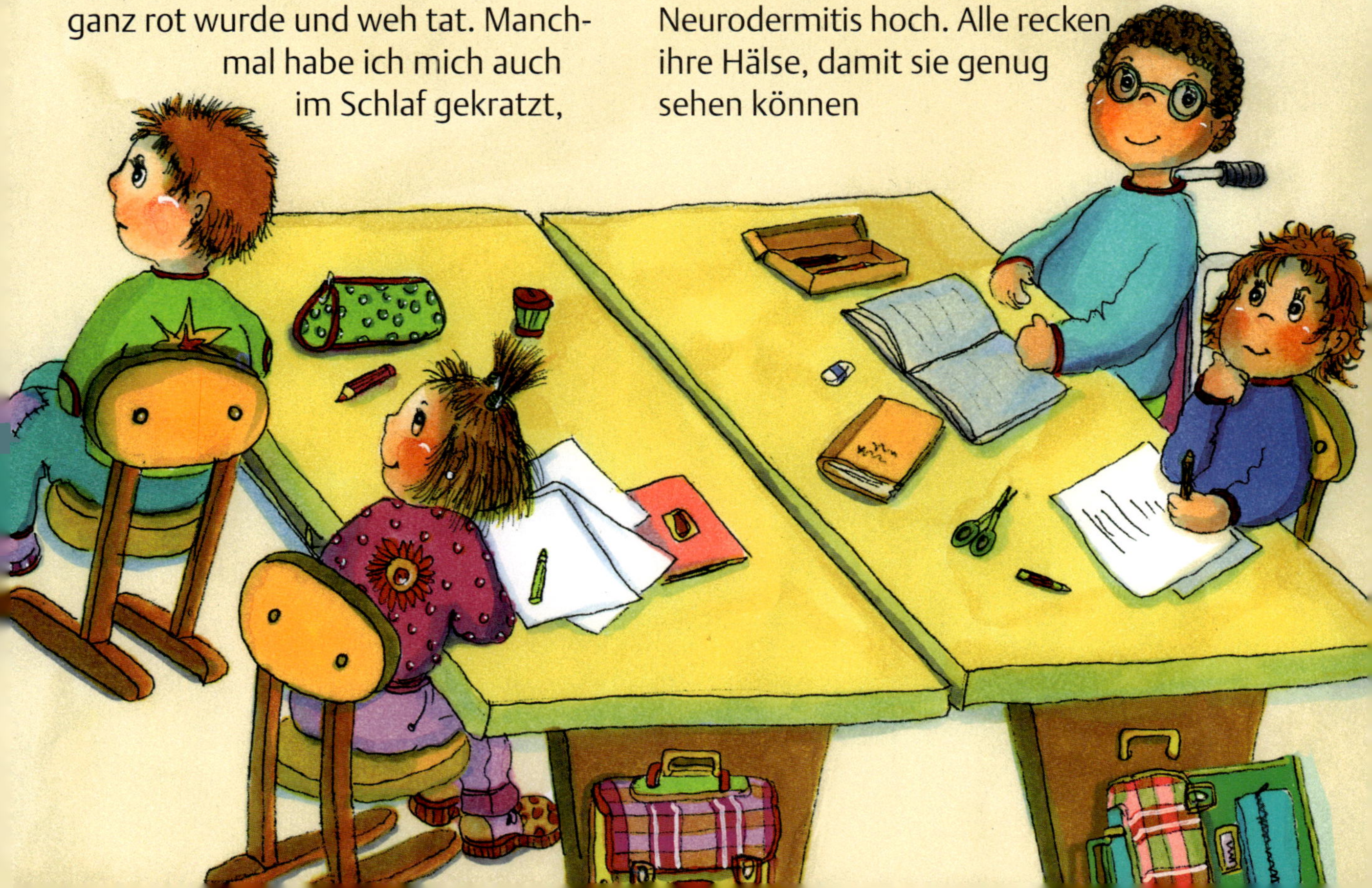

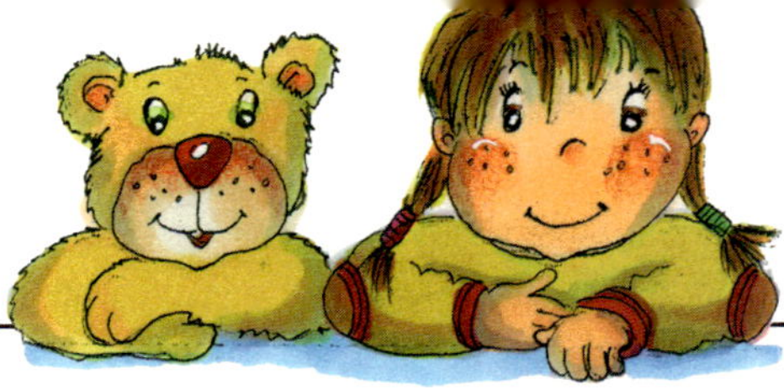

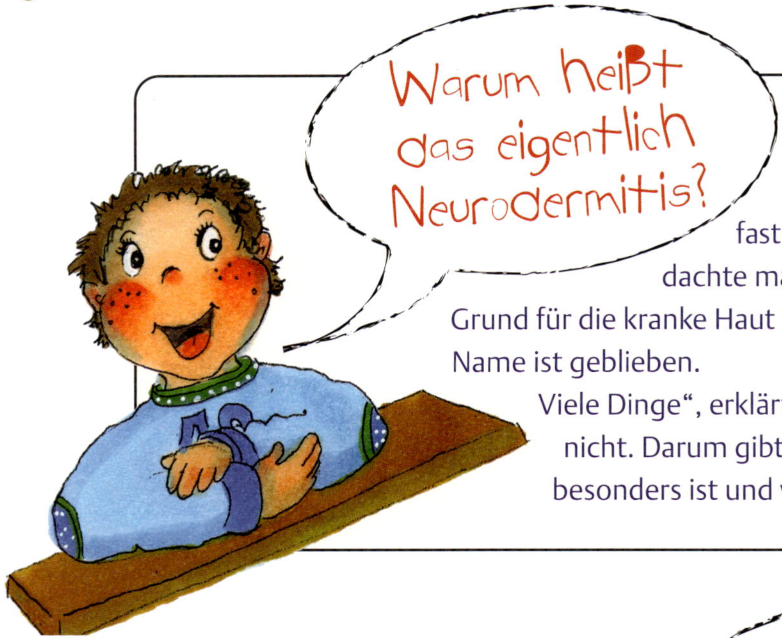
Warum heißt das eigentlich Neurodermitis?

fragt Paul.

„Den Namen Neurodermitis gibt es schon fast zweihundert Jahre“, sagt Ronja. „Damals dachte man, dass eine Entzündung der Nerven der Grund für die kranke Haut ist. Heute weiß man es besser, aber der Name ist geblieben.

Viele Dinge“, erklärt Ronja weiter, „weiß man aber bis heute nicht. Darum gibt es auch so viele Ideen, warum die Haut so besonders ist und was dagegen helfen kann!“.

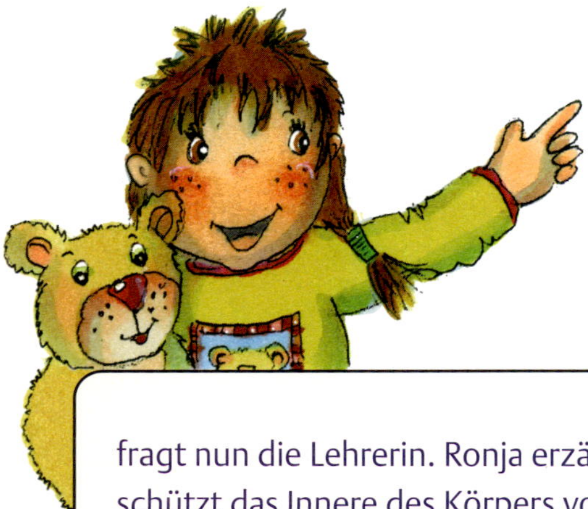

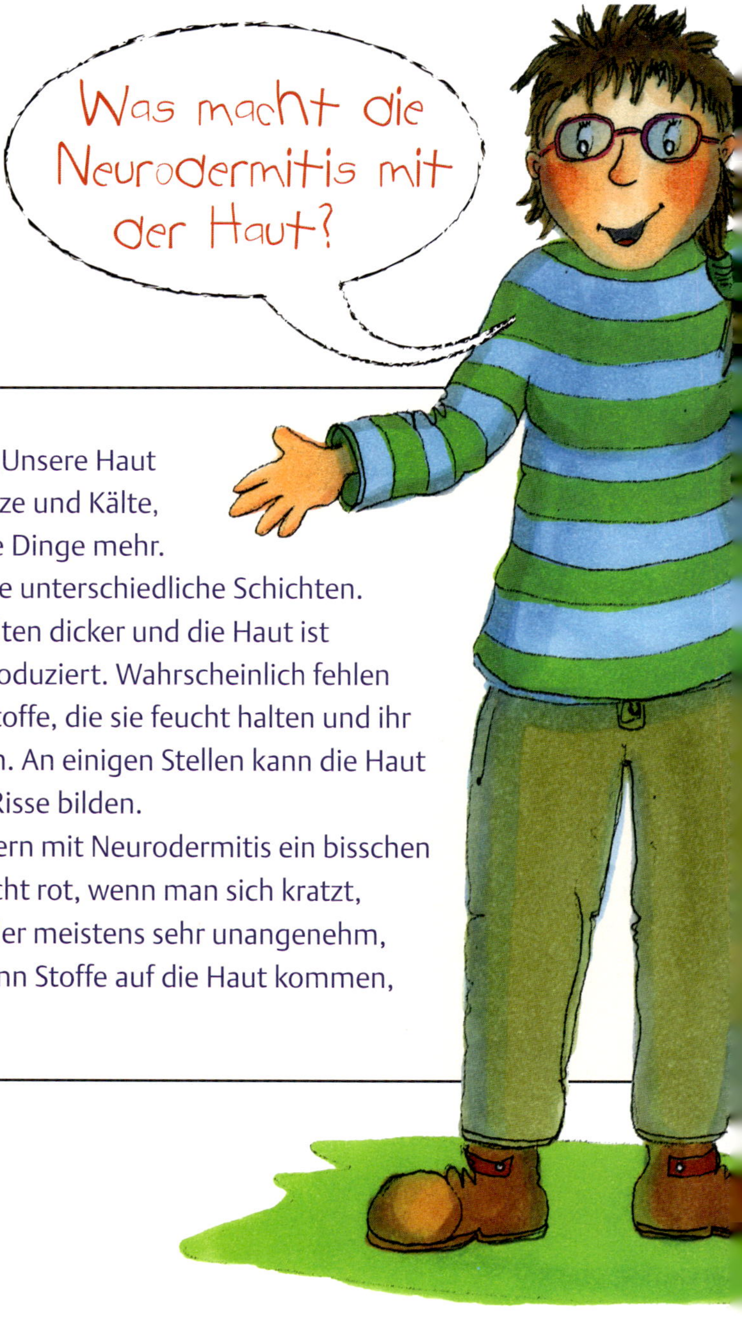
Was macht die Neurodermitis mit der Haut?

fragt nun die Lehrerin. Ronja erzählt: „Unsere Haut schützt das Innere des Körpers vor Hitze und Kälte, gegen Schmutz und noch viele andere Dinge mehr.

Wie eine Zwiebel hat die Haut mehrere unterschiedliche Schichten.

Bei der Neurodermitis sind die Hautfalten dicker und die Haut ist trockener, weil sie nicht genug Fett produziert. Wahrscheinlich fehlen der Haut auch noch ein paar andere Stoffe, die sie feucht halten und ihr damit eine gute Schutzfunktion geben. An einigen Stellen kann die Haut so trocken sein, das sich sogar kleine Risse bilden.

Außerdem reagiert die Haut von Kindern mit Neurodermitis ein bisschen anders auf viele Dinge: Oft wird sie nicht rot, wenn man sich kratzt, sondern weiß. Auch finden es die Kinder meistens sehr unangenehm, wenn es draußen sehr kalt ist oder wenn Stoffe auf die Haut kommen, die kratzen.“

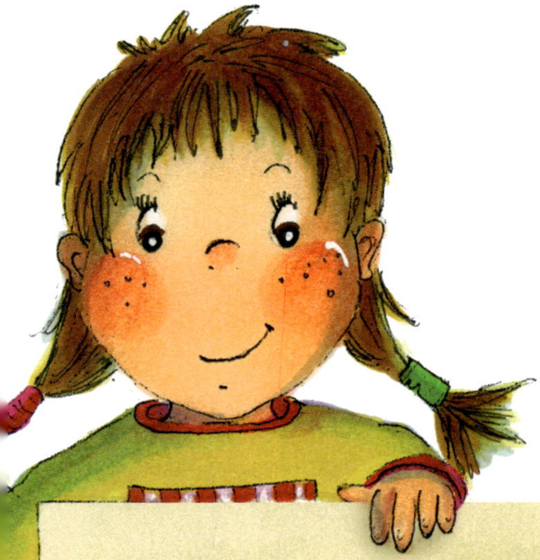

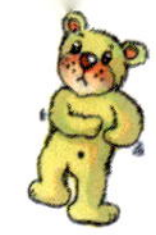

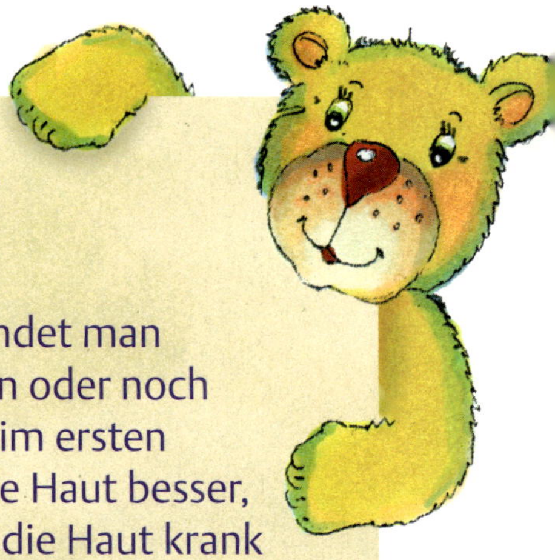

Woher kommt die Neurodermitis?

steht auf einer Tafel, die Ronja mitgebracht hat.
„Wenn man hundert Kinder versammelt“, erzählt sie, „findet man unter ihnen 5 bis 20 Kinder, die eine Neurodermitis haben oder noch eine bekommen werden. Ganz viele Kinder haben schon im ersten Lebensjahr eine empfindliche, trockene Haut. Oft wird die Haut besser, wenn die Kinder älter werden. Warum oder wie schlimm die Haut krank ist und an welchen Stellen man Probleme hat, kann man meistens gar nicht so genau sagen. Das größte Problem für die Kinder ist eigentlich, dass es juckt.
Einige Kinder haben nicht nur Neurodermitis, sondern auch noch Allergien oder Asthma.“ „Meine Kinderärztin“, erklärt Ronja, „hat mein Blut auch auf eine Allergie gegen bestimmte Dinge aus der Nahrung und gegen Tiere oder Pflanzen untersucht. Da haben wir eine Allergie gegen Pferde gefunden.“

Zum Abschluss ihres Referates hat Ronja noch etwas ganz Wichtiges mitgebracht. Sie hat viele Bilder von Dingen ausgeschnitten, die bei Neurodermitis helfen können und sie auf eine große Pappe geklebt.

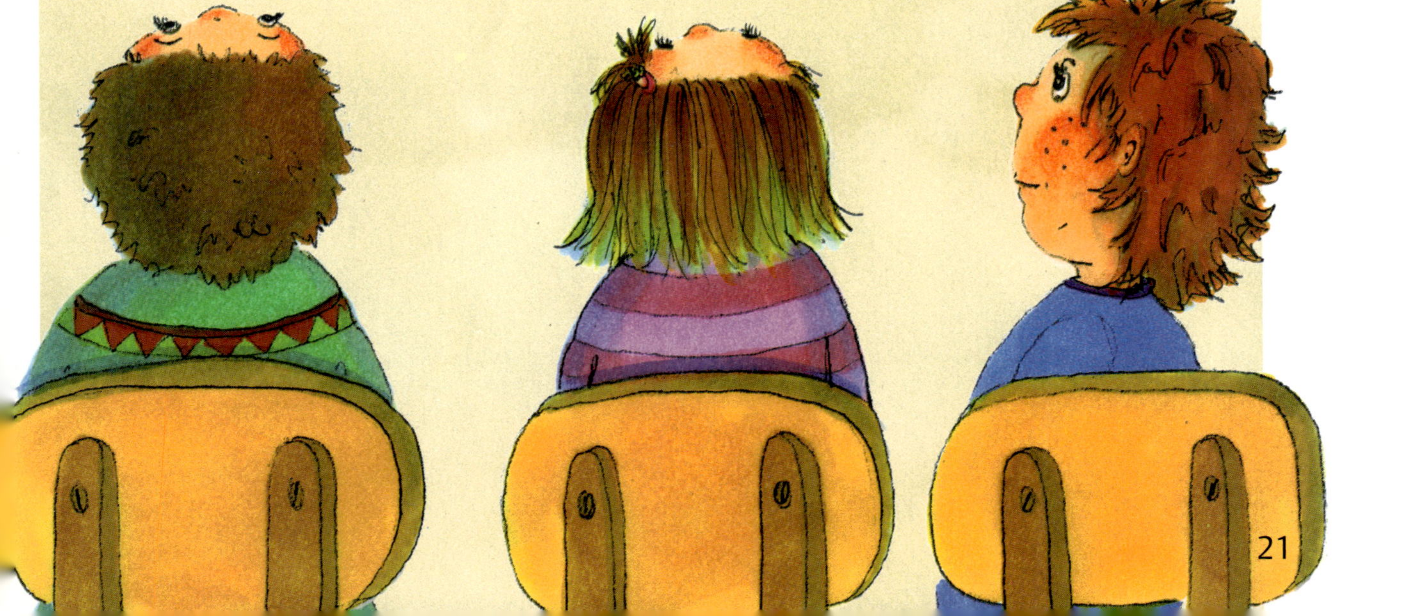

Was kann ich tun?

steht oben auf der Tafel.
„Es gibt viele Gründe für die Neurodermitis und mindestens genauso viele Ideen, was dagegen helfen kann“, sagt Ronja. „Für verschiedene Menschen können unterschiedliche Sachen gut sein: Es gibt Cremes für die Haut, die fettig sind und Stoffe enthalten, die die Haut feucht halten oder ihr helfen sich nicht so aufzuregen. Einige Cremes darf man immer benutzen und einige nur, wenn die Haut besonders gereizt ist. Für Kinder gibt es Cremes, die nicht brennen. Wenn ich in die Sonne gehe, muss ich eine gute Sonnencreme benutzen, und falls die Haut sich entzündet hat, gibt es dagegen auch eine spezielle Creme.“
„Außerdem hilft es mir,“ sagt Ronja noch, „wenn ich dusche wie Speedy Gonzales, damit meine Haut nicht so aufweicht und noch trockener wird.

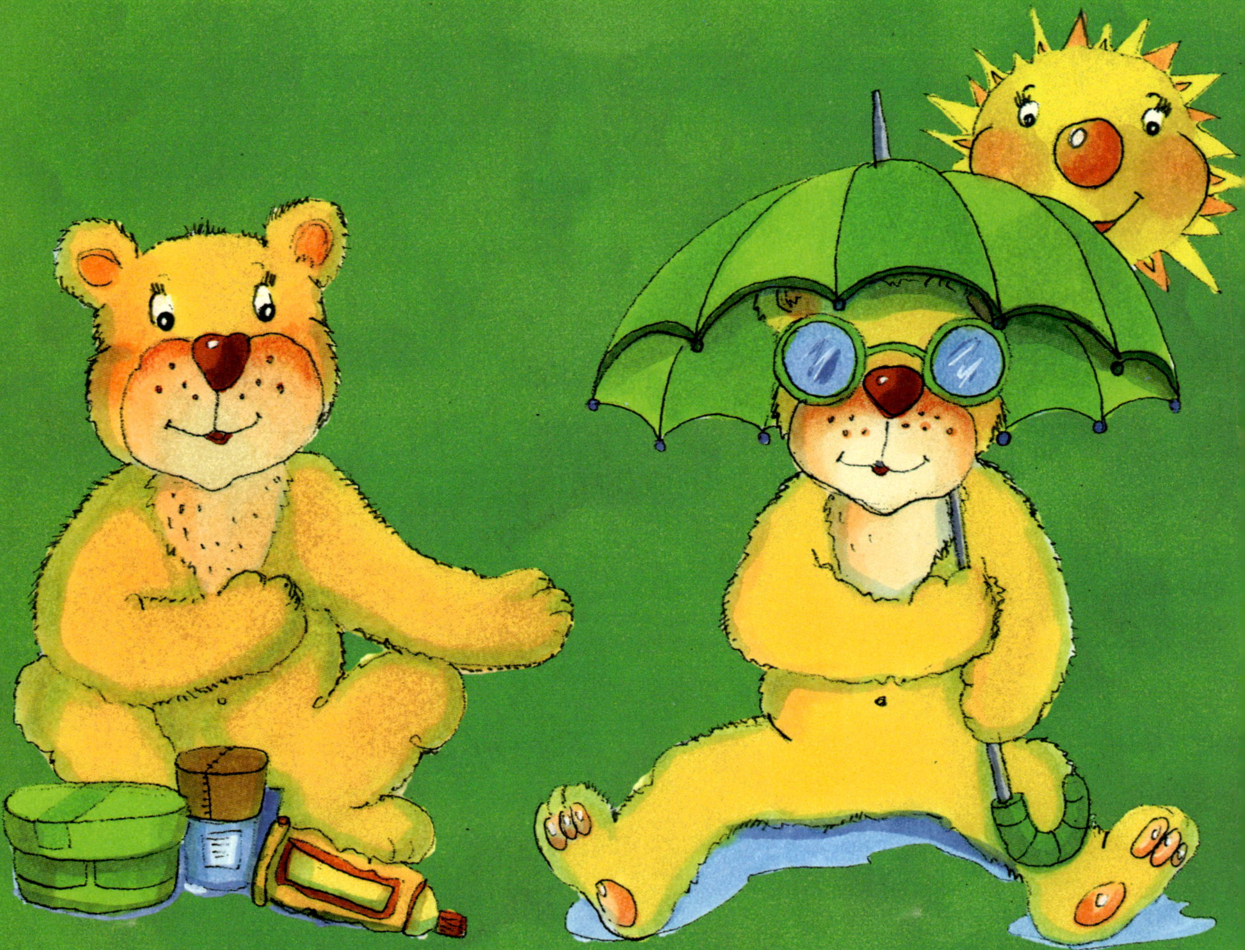

Und meine Mama wäscht meine Sachen immer mit ganz wenig Waschmittel. Wenn ich Orangen und Erdbeeren esse, wird meine Haut schlimmer, aber alles andere kann ich essen, und das ist auch gut so, sagt meine Kinderärztin! Reiten war ich bisher nicht mehr, denn dann juckt meine Haut wieder viel mehr." „Ganz wichtig war", erzählt Ronja, „dass ich bei meiner Kinderärztin zusammen mit meiner Mama alles genau erklärt bekommen habe: Nun kann ich meine Mama immer fragen, wenn ich etwas wissen will, aber das meiste über die Neurodermitis und was mir hilft, weiß ich schon alleine! Manchmal, wenn ich aufgeregt bin, so wie heute, dann juckt meine Haut etwas mehr.

Aber nun bin ich fertig, und schon hat`s aufgehört!"

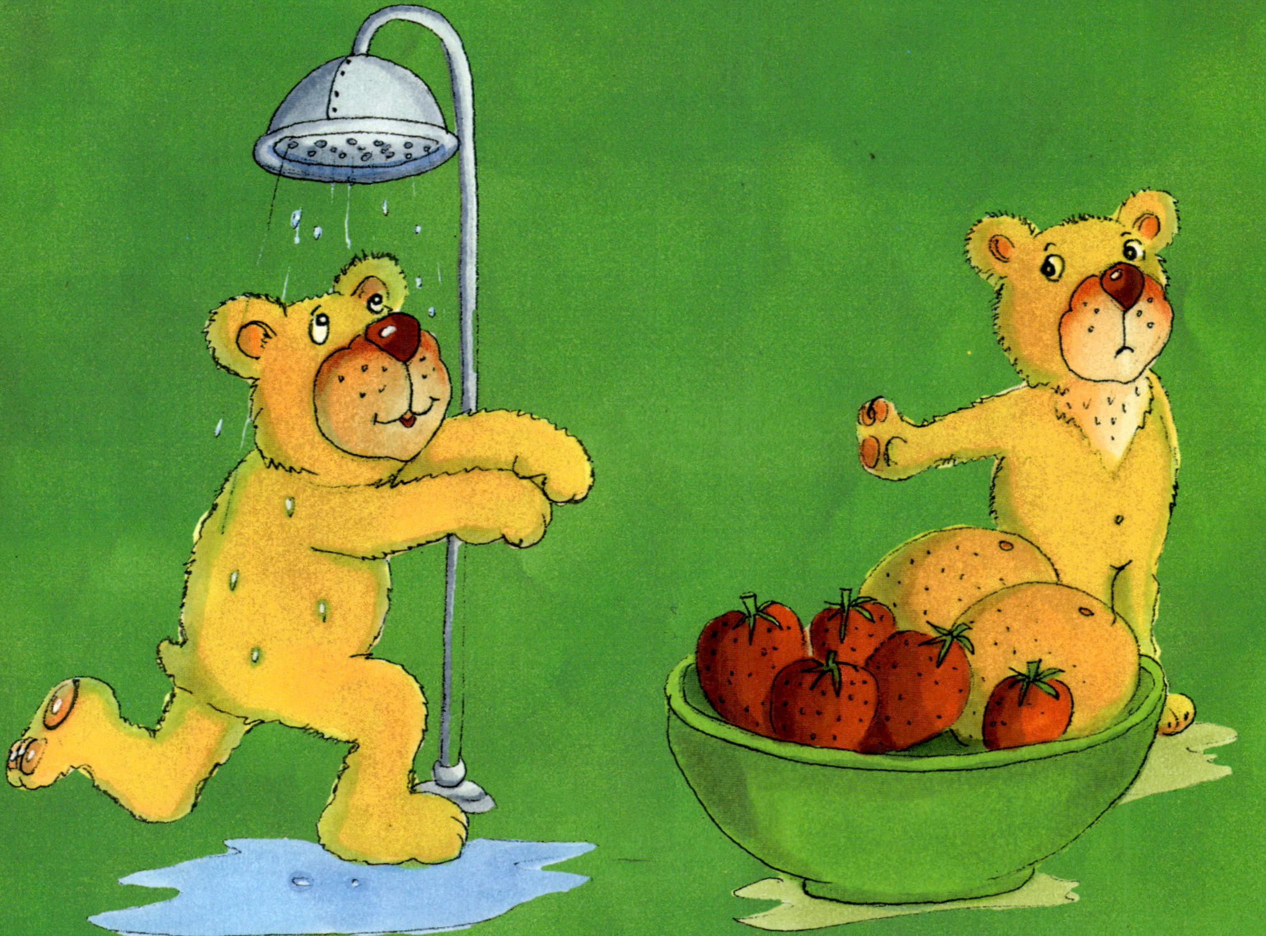

Hatschi!

„Allergisch! Pah“, dachte sich Jonas. „Was sollte das denn bitte schön sein?“ „Na gut“, musste er zugeben, „ihm juckte immer die Nase, wenn es Frühling wurde, vor allen Dingen, wenn er draußen im Feld spielte.
Und dann tränten ihm auch die Augen – und je mehr er rieb, desto schlimmer wurde es“, erinnerte er sich. Aber wieso das nun Allergie heißen sollte, und vor allen Dingen, wieso man deswegen zum Arzt musste, war ihm ein Rätsel. Und jetzt sollte er deswegen auch noch an so einem schönen Tag zu seiner Kinderärztin fahren, während die anderen Jungen sich draußen trafen zum Fußballspielen! Missmutig machte Jonas sich mit seiner Mutter auf den Weg in die Stadt zu seiner Kinderärztin. Eigentlich mochte er seine Kinderärztin ganz gern – aber wer ging schon freiwillig bei strahlendem Sonnenschein zum Arzt? Er jedenfalls nicht, hatte Jonas beschlossen.
Als er in das Wartezimmer kam, war er ganz überrascht! Da saß ja Finn!

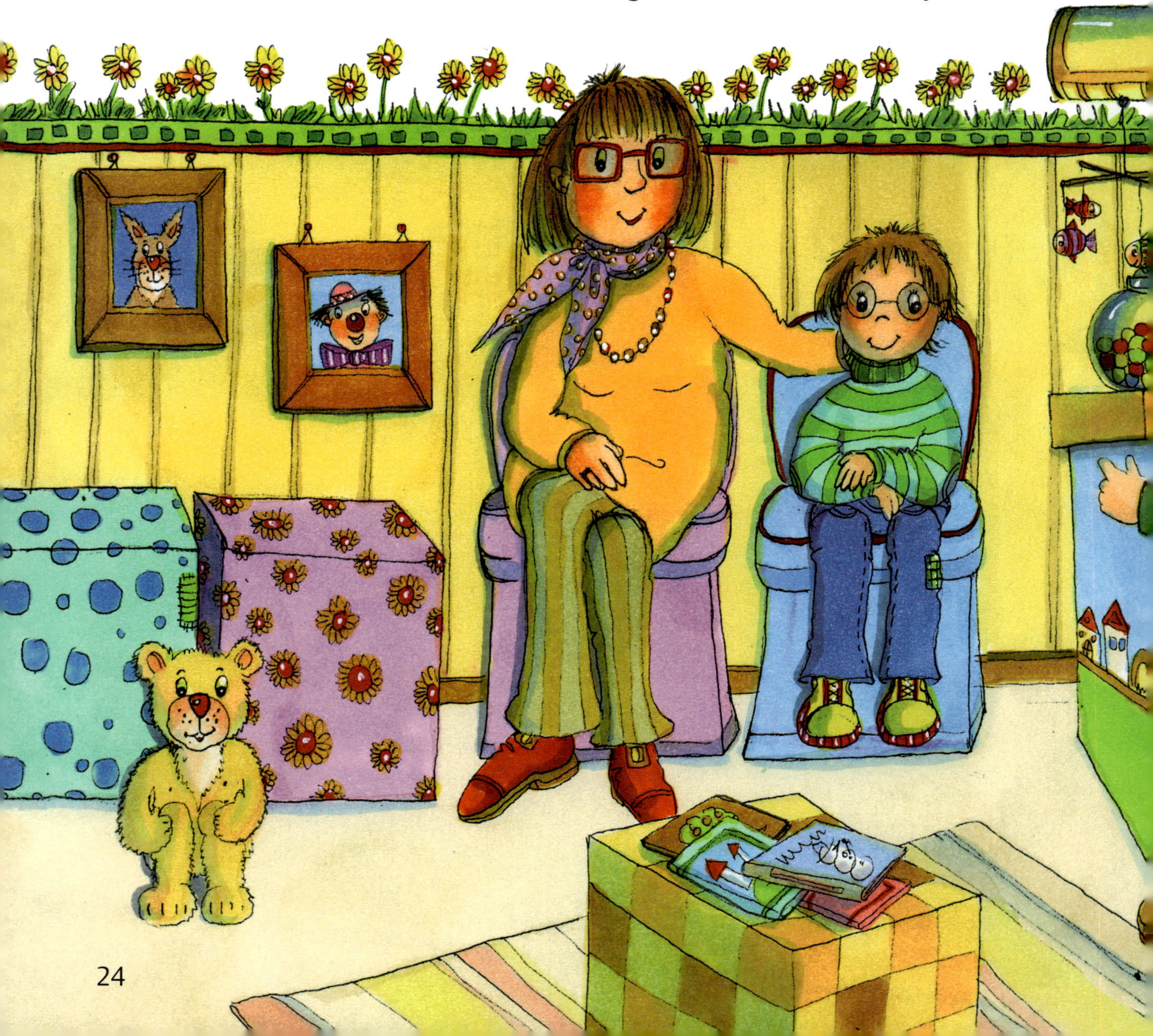

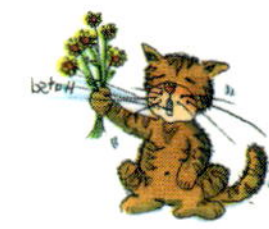

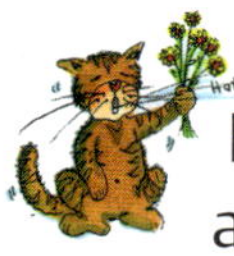

Finn war sein bester Freund aus der Schule. „Hey“, rief er, ganz erfreut einen Leidensgenossen getroffen zu haben, „was machst du denn hier?“ „Mama sagt, ich habe eine Allergie“, antwortete Finn etwas geknickt. „Darum muss ich jetzt hier sitzen! Und alle anderen sind im Freibad!“ „Oder beim Fußballspielen“, ergänzte Jonas. Bedrippelt saßen die beiden nebeneinander auf den Stühlen im Wartezimmer und warteten darauf, dass sie an die Reihe kamen. Finn war als erster dran. Jonas wartete gespannt, was Finn erzählen würde, wenn er aus dem Untersuchungszimmer zurückkam. Als es so weit war, kam Finn gut gelaunt ins Wartezimmer gelaufen. Aber er hatte auf einmal ganz viele rote Punkte auf dem Arm! „Was ist das denn ?“, fragte Jonas und zeigte auf die roten Tupfer. „Das ist ein Allergietest,“ erklärte Finn, „und jetzt muss ich warten, bis er abgelesen werden kann!“

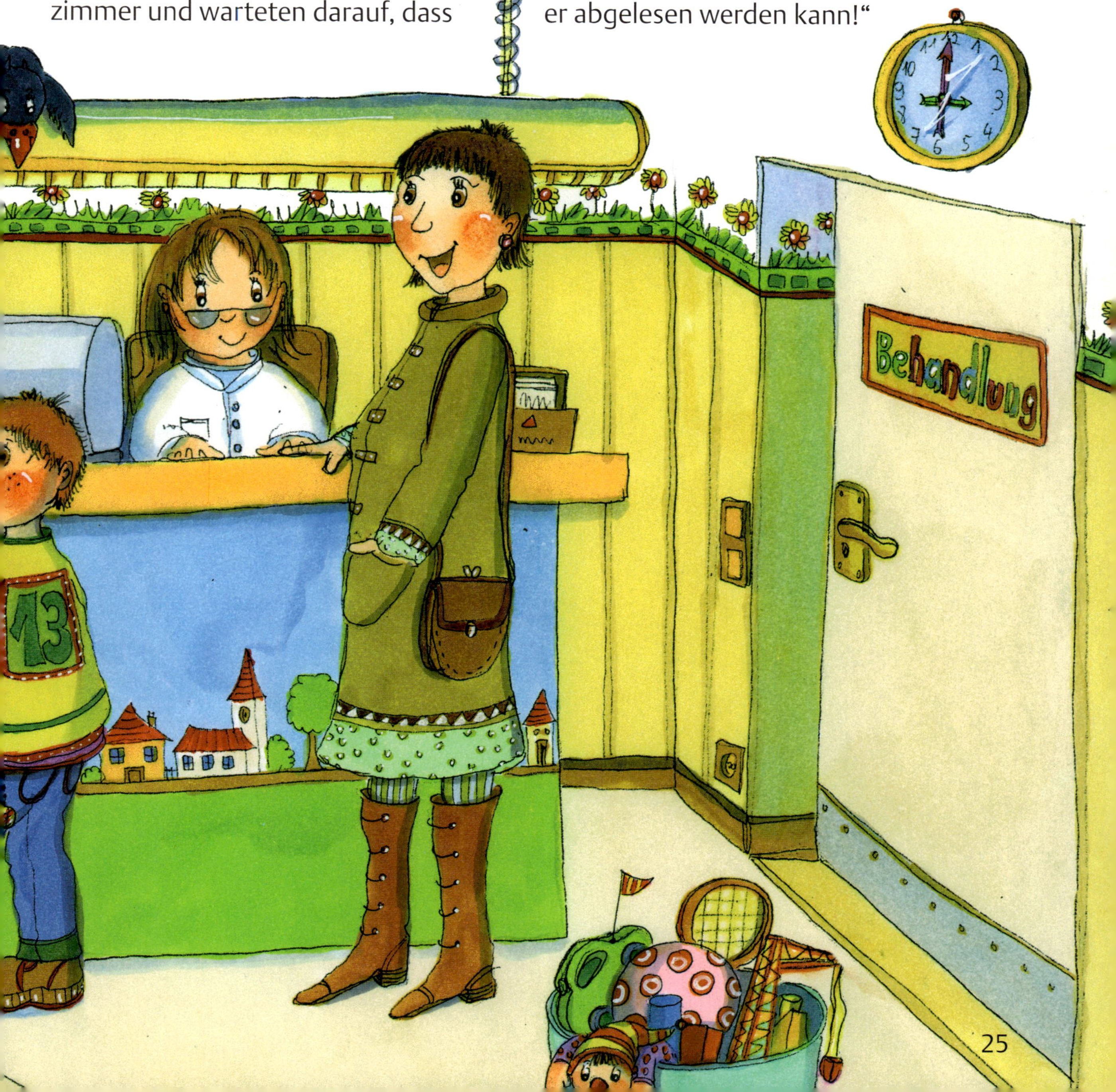

Weiter kam Finn mit seiner Erklärung nicht, denn jetzt war Jonas schon selbst an der Reihe. Vorsichtig ging er in das Untersuchungszimmer. „Hallo Jonas“, sagte die Kinderärztin, „warum bist du heute hier?“ Jonas guckte seine Mutter an, aber die schüttelte den Kopf. Die Frage sollte er selbst beantworten. „Weil meine Augen immer so jucken und ich so oft niesen muss, wenn ich draußen spiele.“, erzählte Jonas. „Und wann plagt dich das am meisten? Im Frühjahr oder wenn es Sommer wird?“, fragte ihn seine Kinderärztin.

Am Anfang vom Frühling ist es am schlimmsten.

„Meistens geht es los, wenn ich Geburtstag habe, das ist im März. Ostern ist es dann oft vorbei.“, antwortete Jonas. „Ich glaube, du hast Heuschnupfen, Jonas“, sagte seine Kinderärztin da. Jonas sah aus wie ein großes Fragezeichen. Was sollte das denn sein?

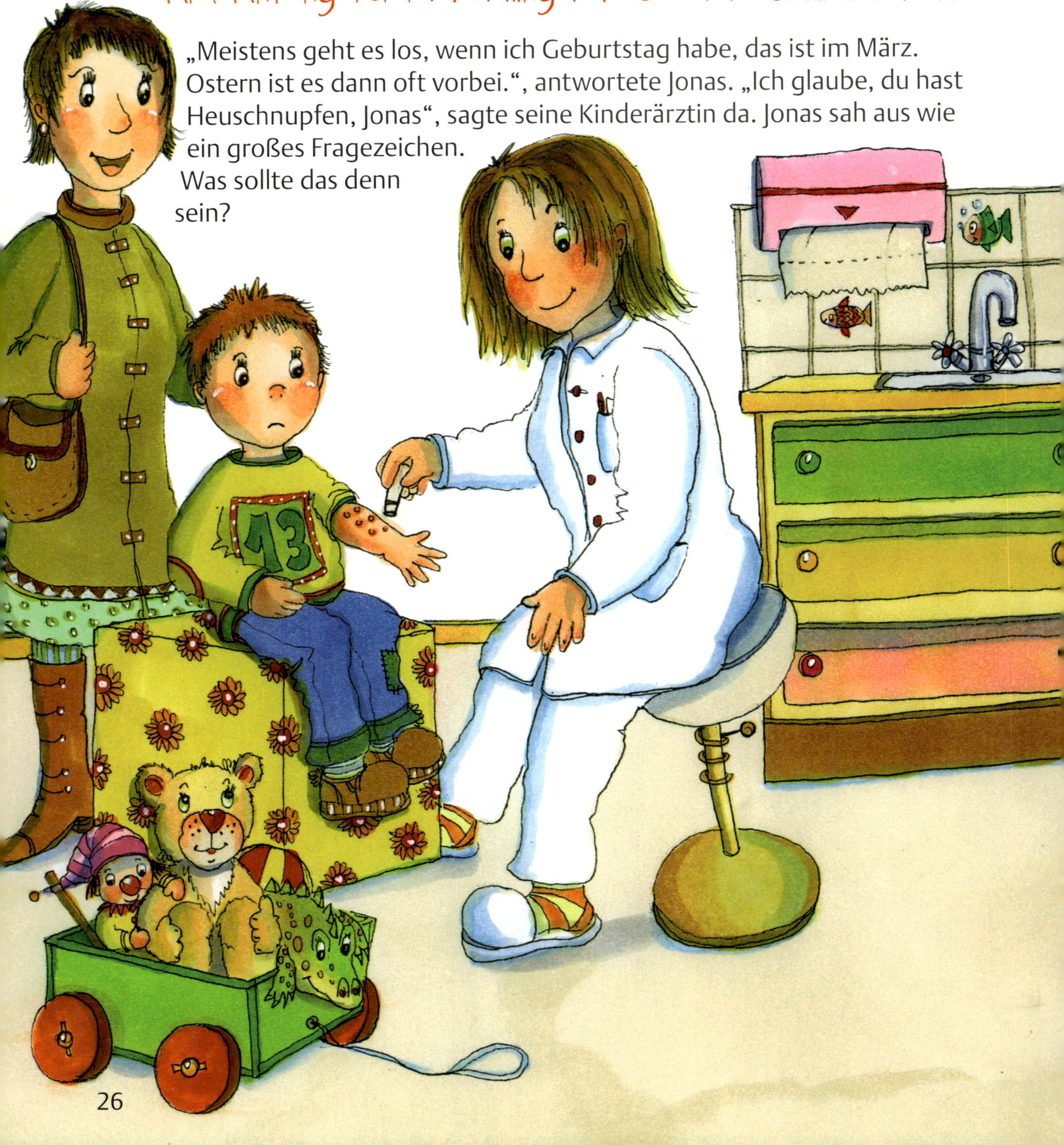

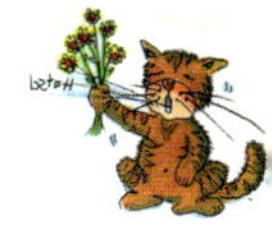

„Beim Heuschnupfen reagiert dein Körper ganz empfindlich auf etwas, das von den blühenden Gräsern oder Bäumen durch die Luft fliegt und eigentlich ganz harmlos ist.“, erklärte ihm die Kinderärztin.

„Dann tränen und jucken deine Augen und deine Nase läuft. Das nennt man eine Allergie. Wir sollten einmal untersuchen, gegen was du eigentlich genau allergisch bist! Dafür machen wir einen Test auf deiner Haut. Ich tropfe ein paar Tropfen aus diesen kleinen Fläschchen auf einen Stempel, den ich dann auf deinen Unterarm drücke. Das piekst ein bisschen. Dann müssen wir warten und sehen, ob etwas passiert.“

Was ist Heuschnupfen und warum heißt er so?

Heuschnupfen ist eine Art der Allergie. In Deutschland haben von 100 Kindern ungefähr 15 Heuschnupfen wie Jonas. Wenn du Heuschnupfen hast, jucken und brennen deine Augen, deine Nase läuft wie bei einem Schnupfen und du musst niesen oder du bekommst schlecht Luft, weil deine Nase ganz zugeschwollen ist! Oft fühlst du dich auch richtig schlapp. Wenn du beim Heuschnupfen auch Husten hast, ist das ein bisschen mehr als eine Allergie. Der Heuschnupfen macht sich zu ganz bestimmten Jahreszeiten bemerkbar – je nachdem, wogegen du allergisch bist. Weil einige Menschen besonders viel niesen müssen, wenn das Gras gemäht wird, heißt der Schnupfen Heuschnupfen.

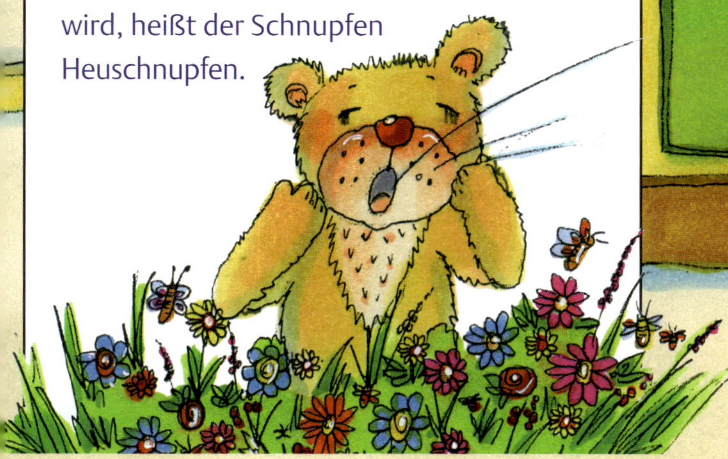

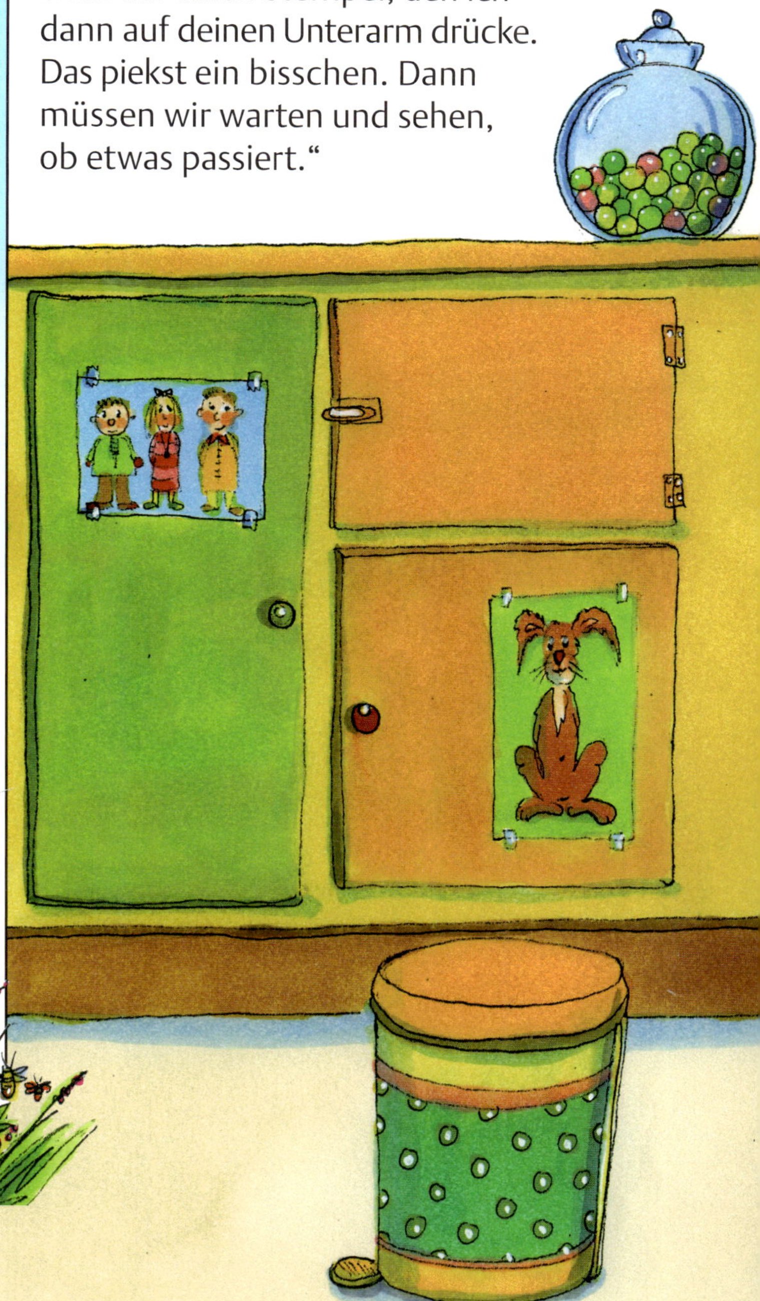

Gesagt – getan. Ehe Jonas sich versah, saß er wieder neben Finn im Wartezimmer. Nun hatten beide kleine rote Punkte auf dem Arm und mussten ganz stillhalten, damit der Test gut funktionieren konnte. Nach einiger Zeit fing bei den beiden eine Stelle auf der Haut an ihrem Arm ganz furchtbar an zu jucken. Sie sah aus wie ein kleiner Mückenstich. Als sich beide schon am liebsten einmal gekratzt hätten, rief die Kinderärztin sie zusammen wieder herein. Sie schaute sich den Hauttest an und sagte: „Seht ihr! Wir haben Recht gehabt. Finn, bei dir ist dort, wo der Tropfen mit dem Test für die Katzenallergie war, ein roter Punkt auf deiner Haut entstanden.

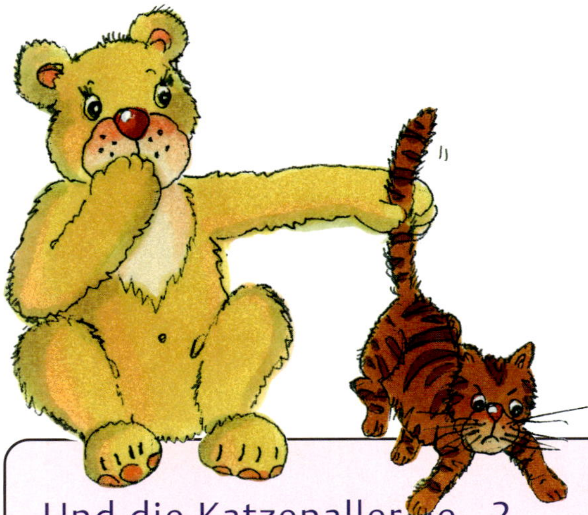

Und die Katzenallergie...?

Bei der Katzenallergie bist du wahrscheinlich gegen einen Stoff aus dem Speichel oder dem Schweiß von der Katze allergisch. Der Speichel oder der Schweiß ist auf den Katzenhaaren verteilt, die wie Klebstoff an allem hängen bleiben – an Möbeln, Kleidern... So hast du eine gute Chance, ihnen immer wieder zu begegnen. Das Naselaufen und Augenjucken ist ähnlich wie beim Heuschupfen. Manchmal juckt dir auch die Haut.

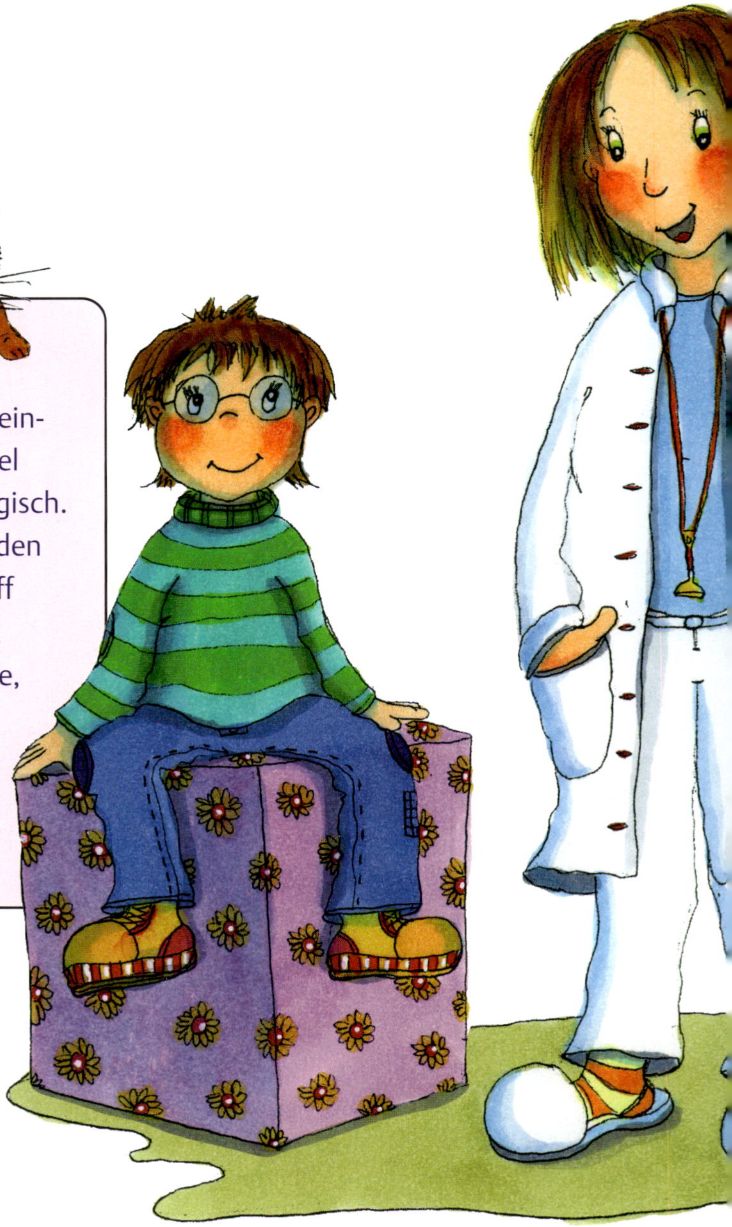

Wie finde ich die Allergie?

Für deinen Arzt ist die Geschichte, die zu deiner Allergie gehört, am wichtigsten: Wann juckt es und wann nicht? Was hilft dagegen oder was macht es schlimmer? Oft hat noch jemand in deiner Familie eine Allergie. Auch das sollte dein Arzt wissen. Am besten kann man einen Test auf der Haut machen um herauszufinden, gegen was du allergisch reagierst. Dafür werden verschiedene Tropfen mit einem Stempel auf die Haut gedrückt. Die Tropfen enthalten ein bisschen von dem, gegen das du allergisch sein könntest. Wenn der Körper diese Stoffe erkennt und allergisch ist, wehrt er sich, und es entsteht eine roter Punkt auf der Haut, der juckt. Genauso war es auch bei Finn und Jonas. Der Arzt kann aber auch das Blut untersuchen, um eine Allergie festzustellen.

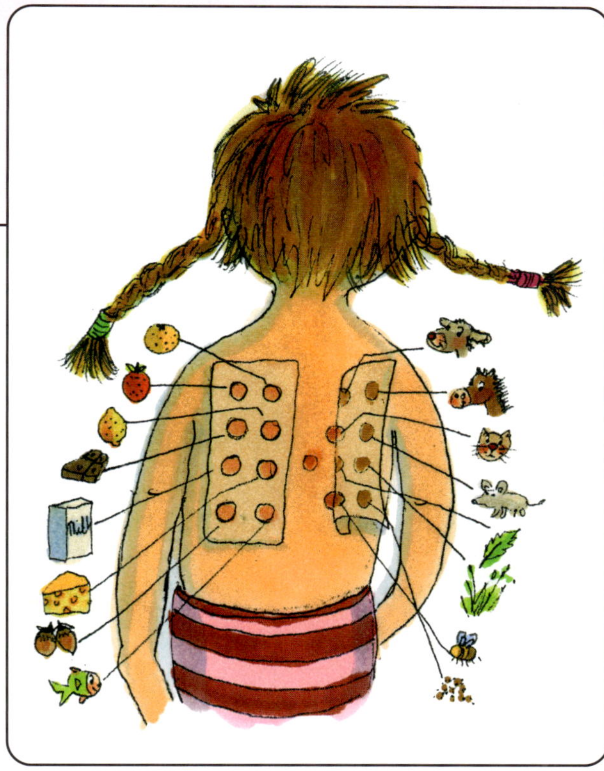

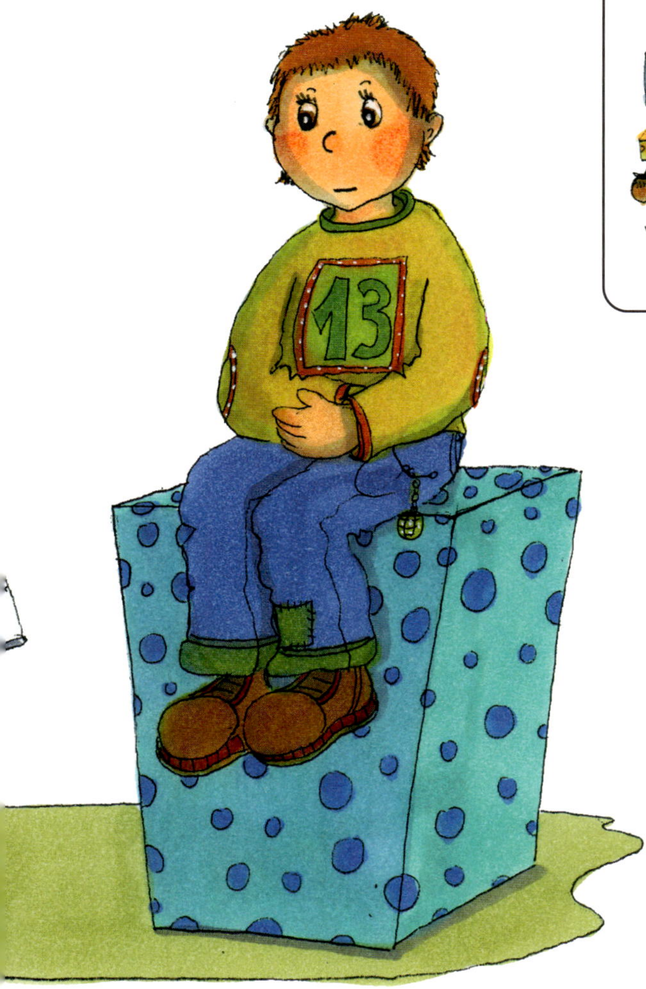

Du hast eine Allergie gegen Katzen. Darum jucken deine Augen immer so, wenn du die Katze von deiner Nachbarin gestreichelt hast. Und du, Jonas, bist gegen die Pollen allergisch, die durch die Luft fliegen, wenn die Birke blüht!“

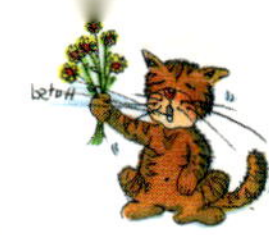

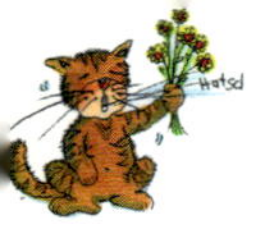

Auf einer Tafel zeigte die Kinderärztin den beiden, was im Körper vor sich geht, wenn er allergisch reagiert. Nun waren Finn und Jonas im Bilde! Als es dann darum ging, was man gegen die Allergie tun kann, wollten beide erstmal ein Spray für die Nase ausprobieren. Außerdem gab ihnen die Kinderärztin ein paar Tabletten mit, falls sie mal besonders allergisch reagieren.

„Wenn es nicht besser wird mit der Allergie oder wenn ihr einmal dabei schwer Luft bekommt oder viel husten müsst, kommt ihr wieder, ja? Dann müssen wir noch einmal genauer nachgucken!", sagte die Kinderärztin zum Abschluss. Ganz zufrieden gingen Finn und Jonas nach draußen. So schlecht war es gar nicht gewesen beim Arzt – und nun wussten beide ganz genau, was mit ihnen los war. Aber am besten war: Jetzt sollte es ein Eis geben und einen Besuch im Freibad!

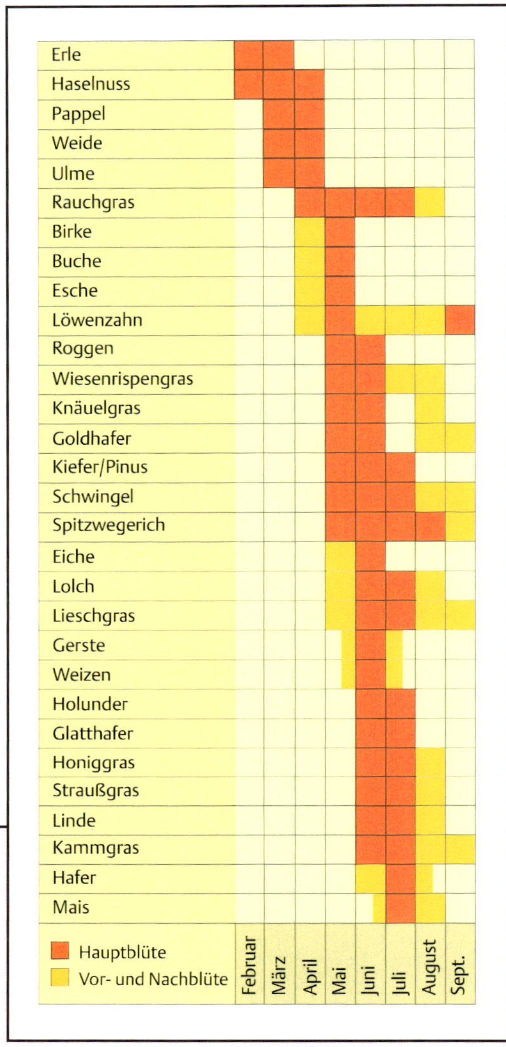

Was ist eine Allergie?

Wenn du allergisch bist, reagiert dein Körper ein bisschen anders als normal und wehrt sich gegen etwas, das eigentlich ganz harmlos ist. Hierzu muss er aber den Stoff erst einmal kennen lernen, gegen den er dann später allergisch ist. Bei diesem ersten Kontakt produzieren bestimmte Zellen deines Körpers kleine Waffen zur Abwehr, die man Antikörper nennt. Wenn dein Körper dem Stoff dann das nächste Mal begegnet, setzt er diese kleinen Waffen gleich ein und schickt mit ihnen eine Botschaft an viele Zellen. Einige dieser Zellen sitzen in der Schleimhaut der Nase, in der Haut und anderswo und schütten nun ganz eifrig Stoffe aus, die eine ganze Kette von Ereignissen auslösen: Die Blutgefäße werden weit, die Schleimhaut wird dicker und gibt Wasser ab. Am Ende musst du niesen, dich kratzen und und und… Wir können gegen ganz unterschiedliche Dinge allergisch sein. Es gibt Allergien gegen Katzen, Pferde, Mäuse, Hamster, Vögel und viele andere Tiere oder wie bei Jonas gegen die kleinen Pollen von einer Pflanze, die durch die Luft fliegen, wenn sie blüht.

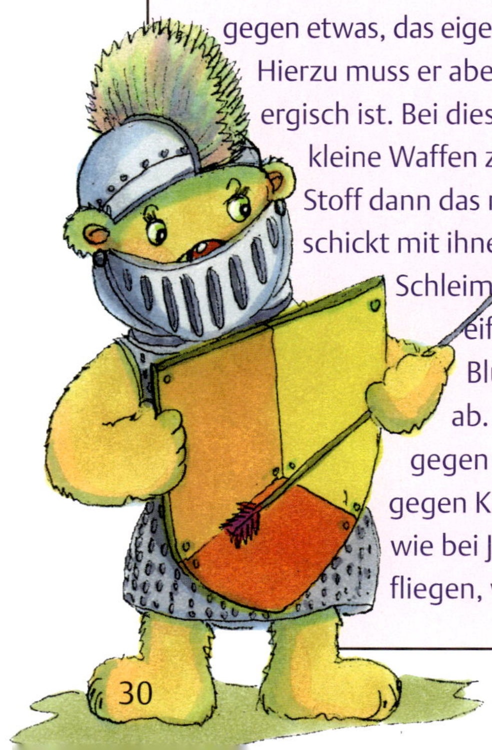

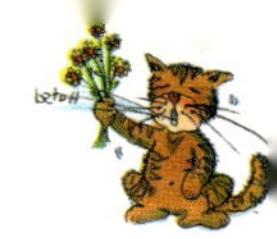

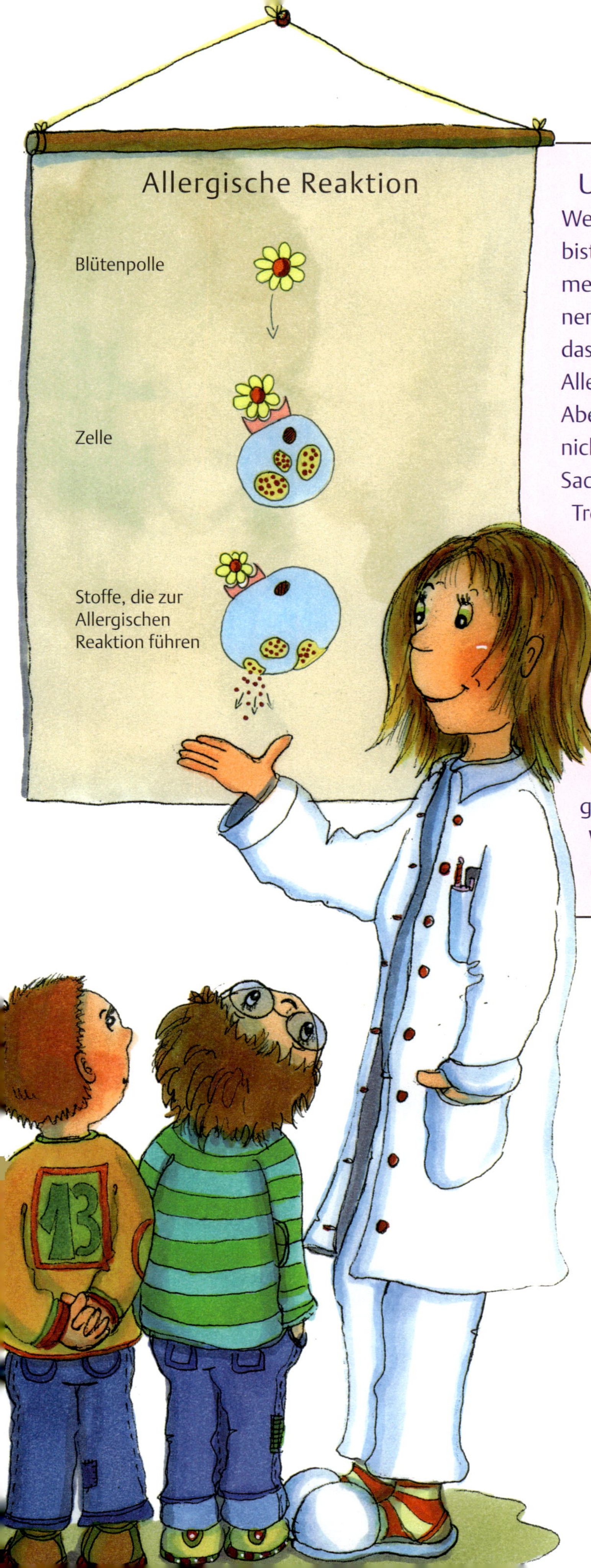

Und was kann ich tun?

Wenn du weißt, wogegen du allergisch bist, ist es am besten diesen Stoff zu meiden und ihm gar nicht erst zu begegnen. Zum Beispiel darf die Katze nicht in das Schlafzimmer von Kindern mit einer Allergie gegen Katzen.

Aber es klappt nicht immer, dem Stoff nicht zu begegnen. Dann gibt es ein paar Sachen, die helfen: ein Spray für die Nase, Tropfen für die Augen, ein Sirup oder ganz kleine Tabletten zum Schlucken. Wenn man genau weiß, wogegen man allergisch ist und das ist nur ein bestimmter Stoff, kann man ein kleines Training mit dem Körper machen, so dass sich der Körper an den Stoff gewöhnt und nicht mehr allergisch reagiert. Das hilft zum Beispiel ganz gut, wenn man gegen Bienen- oder Wespengift allergisch ist. Und darum geht`s im nächsten Kapitel...

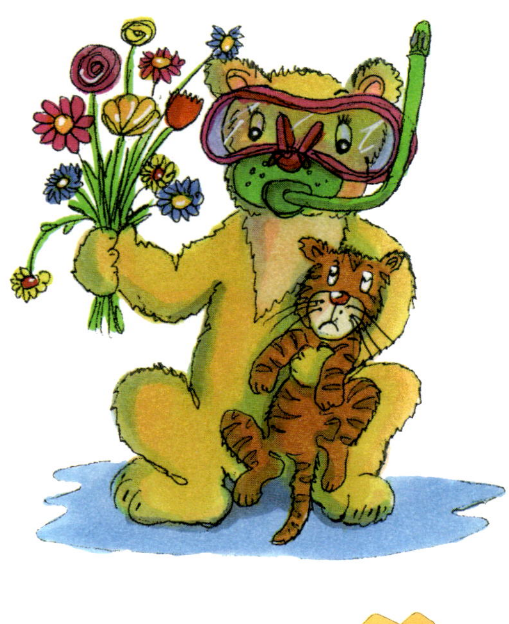

Summ, summ, summ....

Anne war bei ihrer Oma zu Besuch. Da war sie gern. Am allerliebsten mochte sie Omas großen Garten. Der Rasen wurde in dieser Jahreszeit nur ganz selten gemäht, denn jetzt wuchsen hunderte und tausende Blumen dort, Gänseblümchen, Mohnblumen, Kornblumen, Margeriten und viele andere mehr. Es war schon richtig warm, und Anne konnte draußen in ihrer kurzen, roten Lieblingshose und Sandalen herumlaufen. Anne wollte den Tag damit beginnen, einen großen Blumenstrauß für ihre Oma zu pflücken.

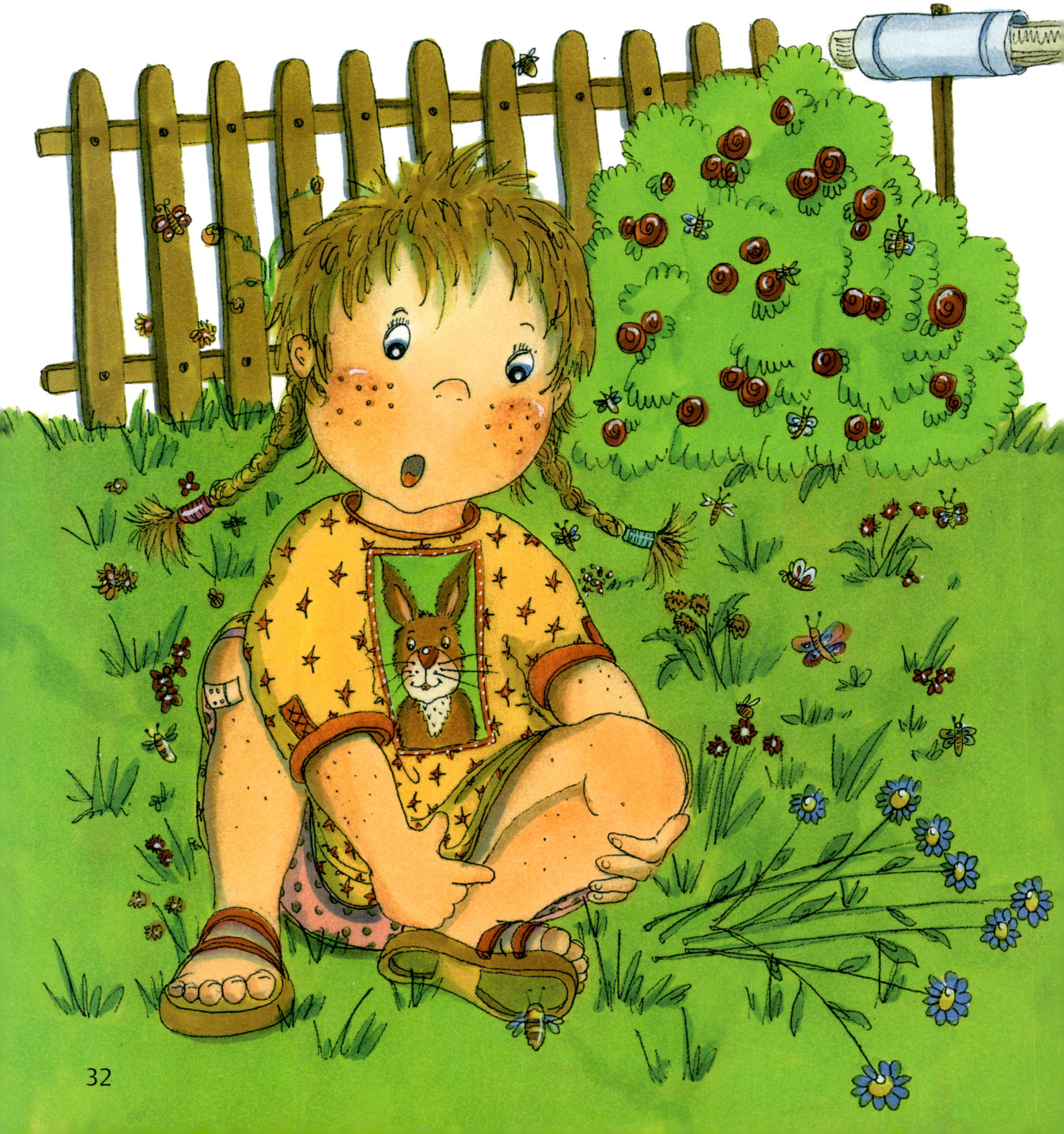

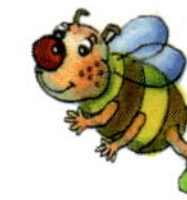

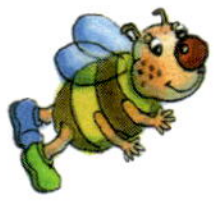

Also machte sie sich ans Werk, lief durch den Garten und sammelte die schönsten Blumen für ihren Strauß ein. Als sie so durch das hohe Gras lief, stach ihr auf einmal etwas in den linken Fuß. Anne erschrak fürchterlich und plötzlich tat ihr der Fuß ganz schrecklich weh. „Auuuuu!“, heulte sie und hüpfte, so schnell wie sie konnte, zu ihrer Oma in die Küche.

Oma, Oma! Etwas hat mich in den Fuß gestochen!

Die Oma ließ den Kuchenteig stehen und half Anne sich auf einen Stuhl zu setzen. Dann zog sie Annes Sandale aus.

Als allererstes plumpste dabei etwas kleines schwarzgelb Gestreiftes auf den Küchenboden. „Oh, schau“, sagte Oma. „sie hat dich gestochen! Eine Wespe!“ „Diese böse Wespe“, heulte Anne in voller Lautstärke los. „Nein“, sagte die Oma, „die Wespe meint es nicht böse! Sie muss in deine Sandale und unter deinen Fuß geraten sein, als du durch das hohe Gras gelaufen bist. Als du dann auf sie getreten bist, hat sie sich verteidigen wollen und dich gestochen! Eine andere Waffe als ihren Stachel hat die Wespe nicht!“ „Aber es tut so weh!“, heulte Anne nun wieder.

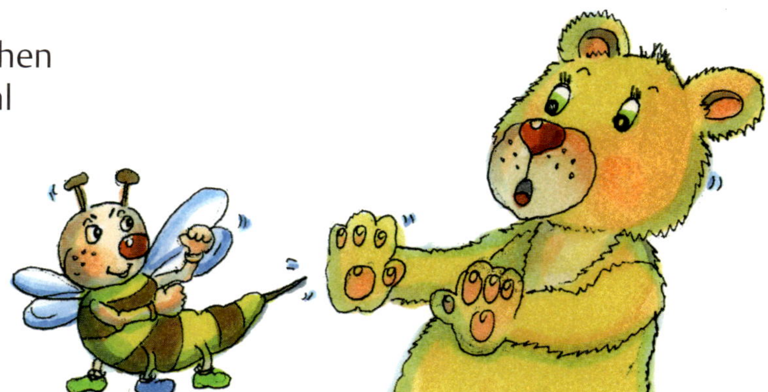

Warum sticht eine Wespe und was passiert dann?

Wespen oder Bienen stechen, wenn sie in Gefahr sind. Wenn sie in unsere Haut stechen, spritzen sie etwas Gift unter die Haut und darauf reagiert unser Körper. Die Stelle tut weh, wird rot und dick, und es dauert eine Weile, bis alles wieder in Ordnung ist.

Auch bei mehreren Stichen ist das Gift von den Bienen und Wespen normalerweise nicht lebensgefährlich. Aber einige Menschen, die schon einmal von einer Wespe oder von einer Biene gestochen wurden, können beim nächsten Mal allergisch auf das Gift reagieren. Diese Reaktionen können ganz unterschiedlich aussehen. Bei diesen Menschen reagiert die Haut meistens stärker als bei einem normalen Stich, sie wird rot und ein paar Quaddeln tauchen auf wie von einer Brennnessel. Oft fühlt sich dann auch der ganze Körper nicht wohl, den Menschen wird übel, oder sie bekommen Kopfschmerzen. Dann müssen sie schnell mit einem Rettungswagen ins Krankenhaus. Ob du eine Allergie gegen Bienen oder gegen Wespen hast, kann der Arzt mit einem Hauttest untersuchen.

„Ich weiß“, sagte die Oma. „Aber dagegen können wir etwas tun!“ Oma holte eine Zwiebel aus dem Kühlschrank und schnitt sie in der Mitte durch.

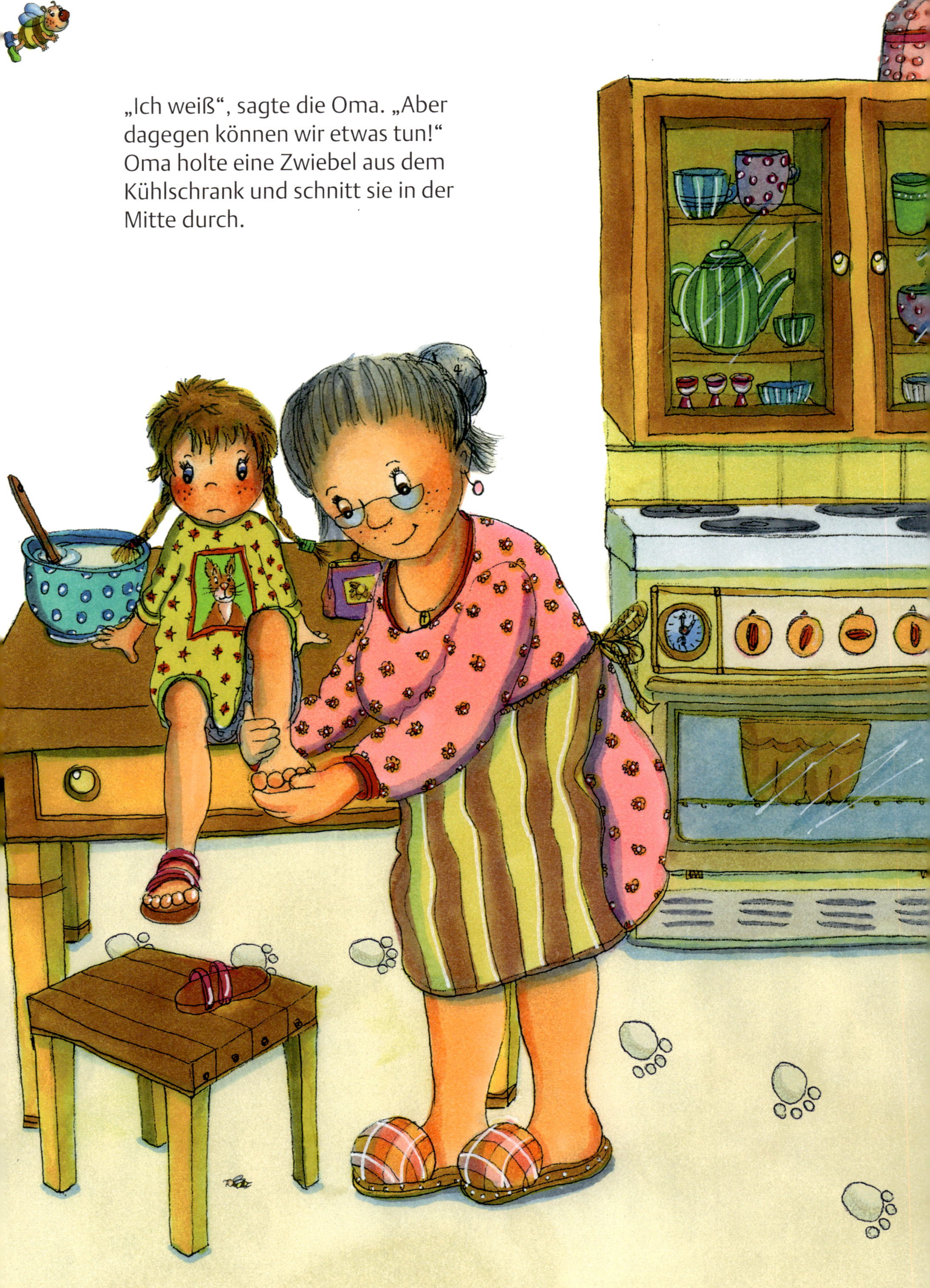

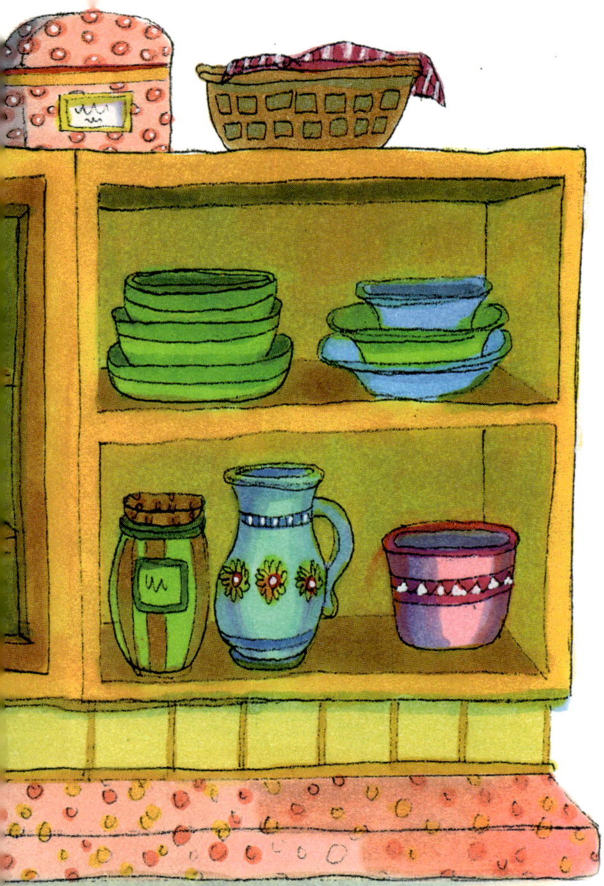

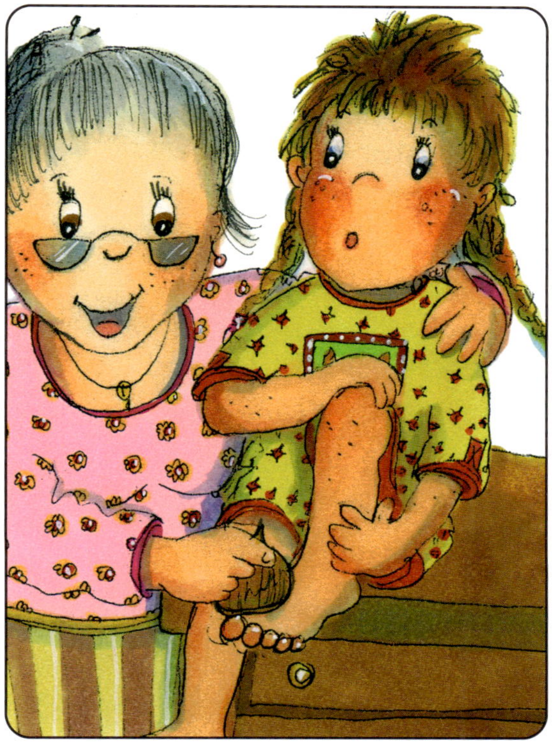

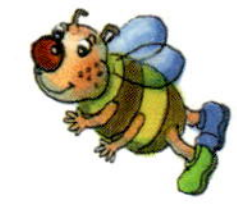

Erst schaute sie genau, ob der Wespenstachel noch in Annes Fuß stecken geblieben war. Aber er war schon mit der Wespe auf den Küchenboden gefallen.
Dann legte sie die aufgeschnittene Zwiebel auf den Wespenstich an Annes Fuß. Man konnte den Stich jetzt schon als eine rote Beule erkennen. „Und“, fragte die Oma nach einer Weile, „ist es schon besser?“
„Hmm “, sagte Anne. Mehr konnte sie nicht sagen, denn sie lutschte an dem Eis, das Oma ihr als Trösterchen aus der Eistruhe geholt hatte.
Es war tatsächlich schon nicht mehr so schlimm. „Weißt du“, sagte die Oma, „das mit der Zwiebel ist ein altes Geheimrezept! Das hat meine Oma schon benutzt, wenn mich als kleines Mädchen etwas gestochen hat! Als ich ein kleines Mädchen war, hat mich im Sommer auch einmal etwas in den Fuß gestochen. Aber das war eine Biene, keine Wespe so wie bei dir!“

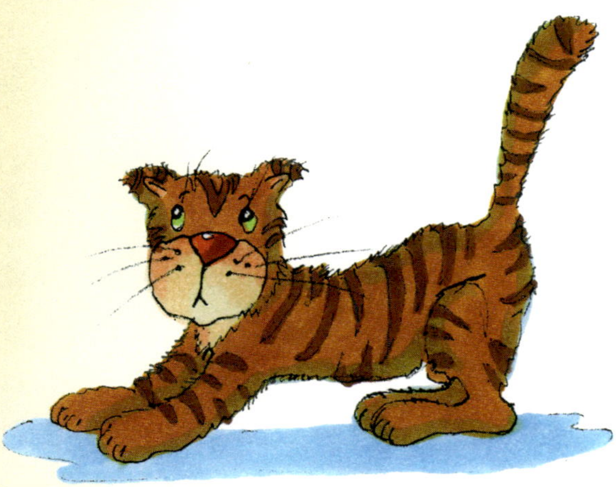

„Wie kann man die beiden denn unterscheiden?“, wollte Anne wissen. „Das zeige ich dir in meinem Tierbuch.“ Oma holte das große Buch, in dem sie schon oft gemeinsam irgendwelche Tiere angeschaut

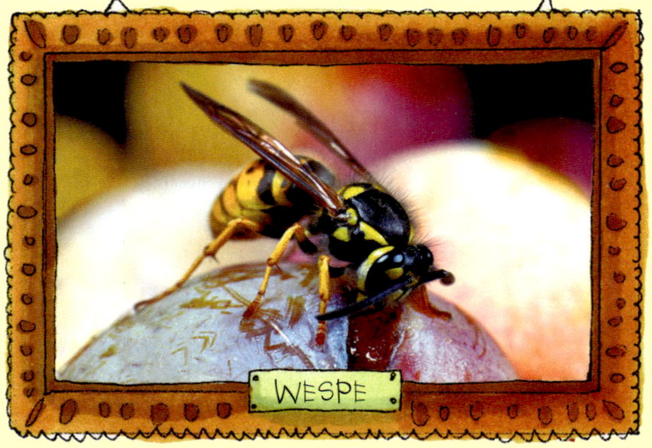

hatten, wenn Anne wissen wollte, was das für ein Vogel oder für ein Tier im Garten oder im Wald gewesen war. Die Oma zeigte ihr ein Bild von der Biene und eines von der Wespe. Tatsächlich – sie sahen sich gar nicht so ähnlich, wie sie gedacht hatte „Stechen tun die beiden nur, wenn sie in Gefahr geraten.“, erzählte Oma noch. „Dafür haben sie ihren Stachel! Im Sommer musst du besonders aufpassen, dass sie nicht auf deinem Eis oder in deinem Glas

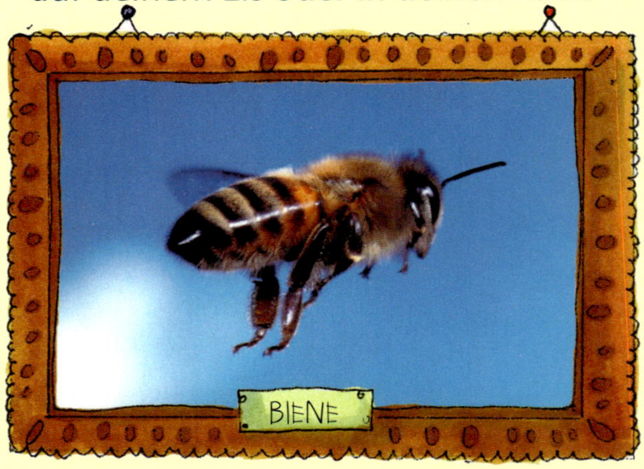

sitzen und so in deinen Mund geraten. Wenn sie dort stechen, tut es besonders weh und das kann auch gefährlich sein. Dort ist nämlich nicht so viel Platz für eine große Beule, wenn du auch noch Luft kriegen willst.“

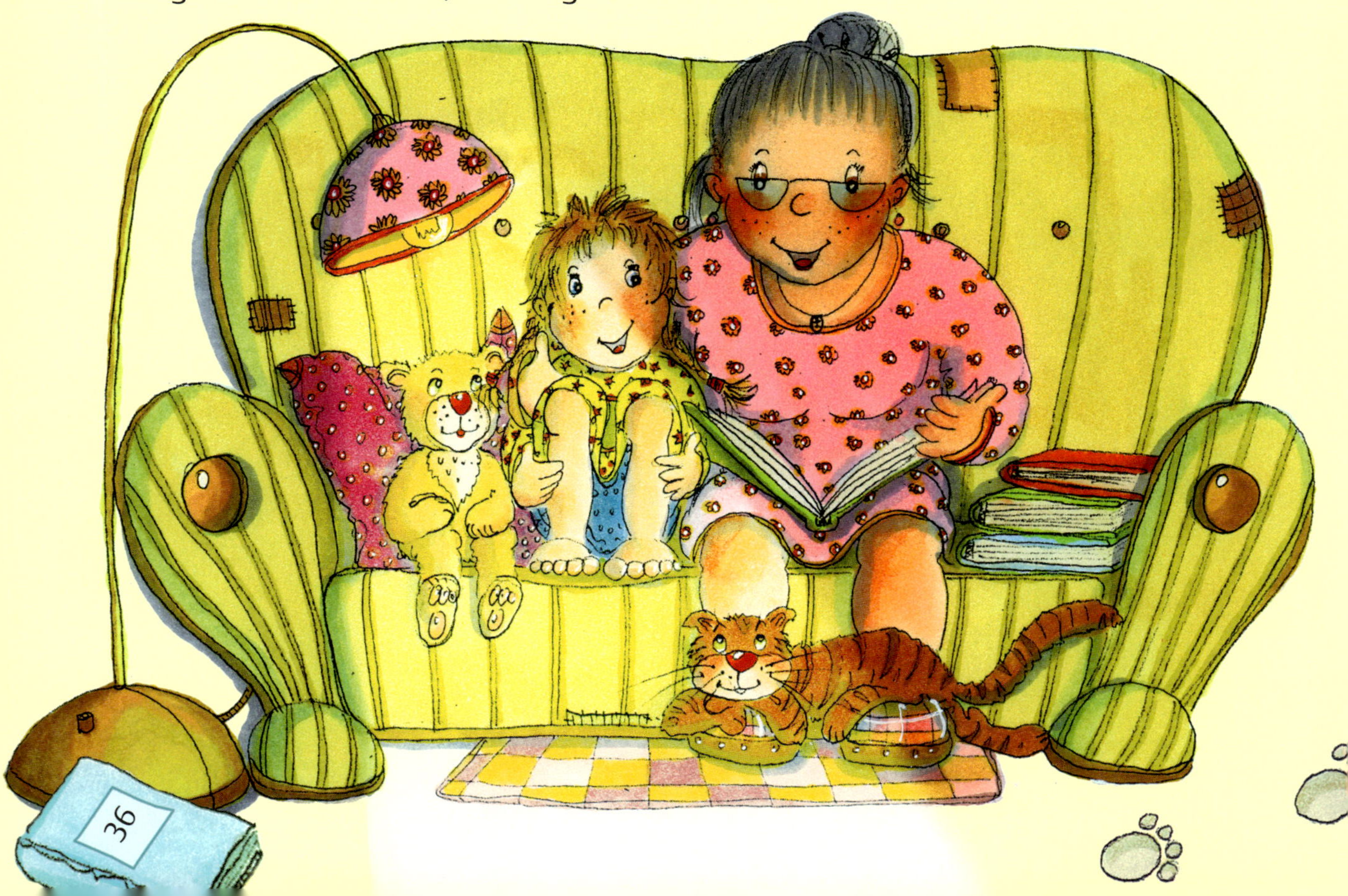

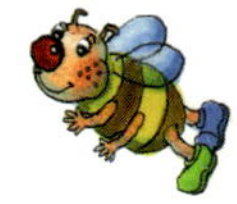

Nachdem sie Anne alles gezeigt und erklärt hatte, wollte sie einmal nach dem Wespenstich sehen. Er war jetzt schon nicht mehr so groß und tat Anne auch nicht mehr so weh. Nachdem Anne ihr Eis aufgegessen hatte, konnte sie vorsichtig schon ein bisschen laufen und am Abend war nur noch ein kleiner Rest von dem Wespenstich zu sehen. In Zukunft wollte Anne ein bisschen mehr aufpassen, dass sie keiner Wespe oder Biene Angst machte, so dass sie dann zustechen müsste.

Und was kann ich tun?

Zuerst muss der Stachel mit einer Pinzette oder mit dem Fingernagel entfernt werden. Wenn du gut aufpasst, berührst du dabei die Giftblase am Ende des Stachels nicht. Damit die Schwellung und der Schmerz nachlassen, hilft es am besten, wenn du die Einstichstelle mit Zwiebelsaft oder einer besonderen Creme betupfst und die Schwellung kühlst. Wenn es doch einmal passiert ist, dass du eine Wespe mitgetrunken hast, und sie dich in den Mund sticht, musst du sofort von außen den Hals mit kalten Umschläge kühlen, ein Eis lutschen und den Rettungsdienst anrufen!

Wenn du weißt, dass du eine Allergie gegen Bienen- oder Wespengift hast, solltest du immer ein paar Medikamente dabei haben, die ganz schnell helfen. Meistens wird man in der ersten Hälfte des Sommers von den Bienen und in der zweiten Hälfte von den Wespen gestochen. Aber es gibt ein paar Tipps, dass das gar nicht erst passiert: Du solltest nicht nach Bienen oder Wespen schlagen, das macht sie wütend. Weil Bienen und Wespen gerne dort sind, wo es blüht oder viel Obst am Baum hängt oder viele interessante Dinge in einem offenen Mülleimer liegen, musst du dort besonders gut aufpassen. Außerdem solltest du am besten nicht im Freien essen, besonders nichts Süßes, und immer gut darauf achten, ob eine Biene oder Wespe auf deinem Brot oder in deinem Saft gelandet ist.

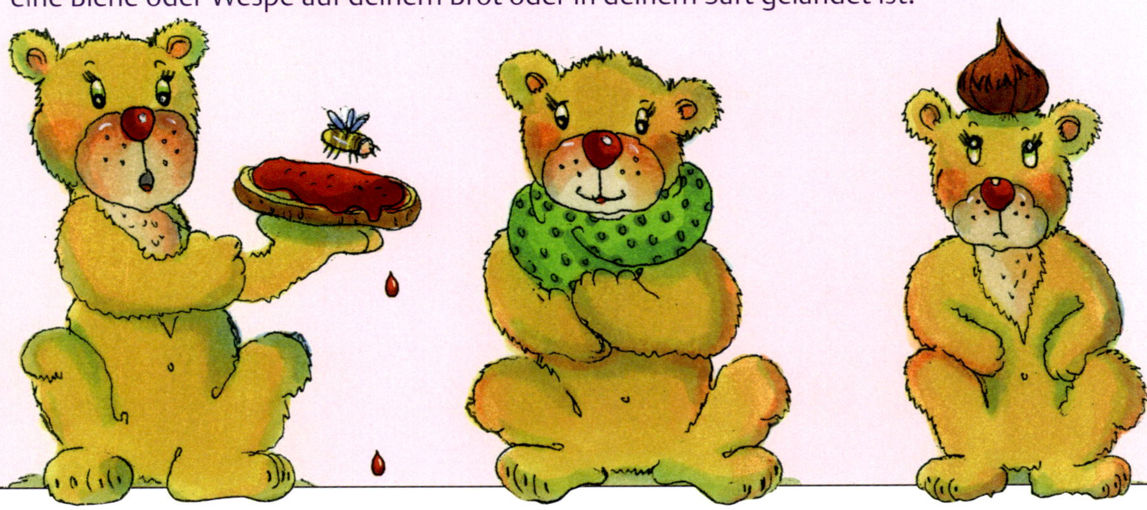

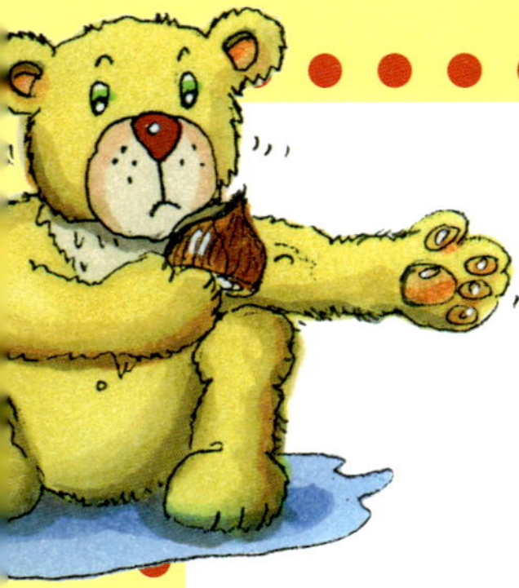

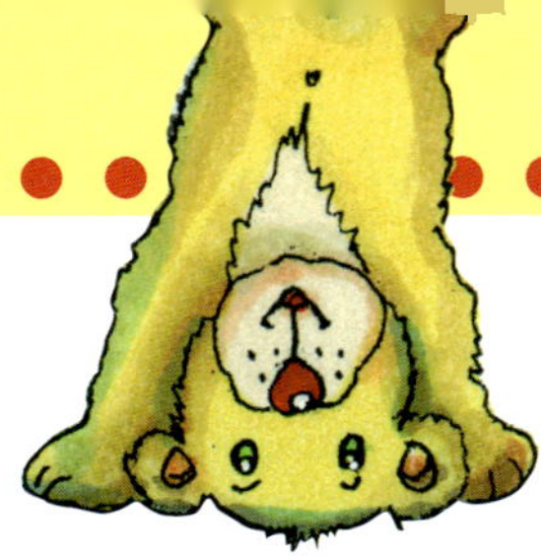

Spiel: Hilfe was

① Was hilft, wenn die **Windpocken** so schrecklich jucken?

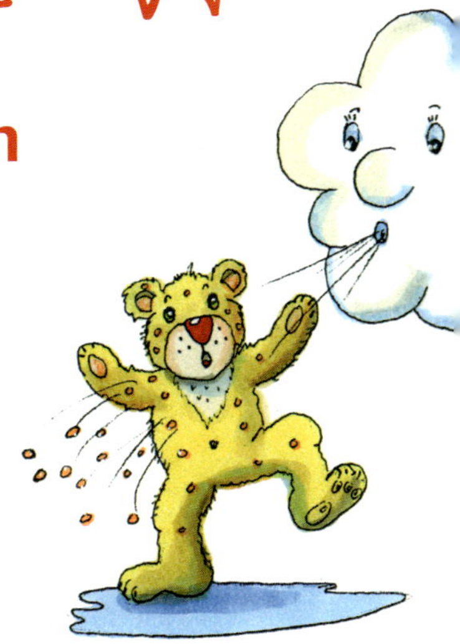

- Ich reibe die Haut mit einer speziellen Creme ein!
- Ich kratze mich ganz viel!
- Ich bekomme einen tollen Verband!
- Der Wind pustet die Windpocken fort!

② Was kann ich gegen die krabbelnden **Kopfläuse** tun?

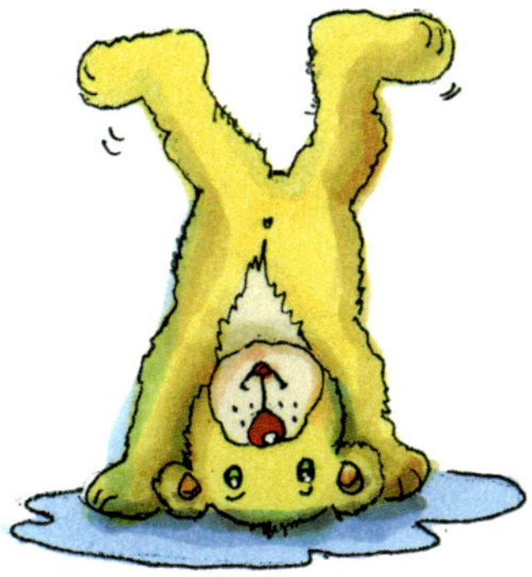

- Ich bekomme eine Spritze und werde geimpft!
- Ich mache einen Kopfstand!
- Mama wäscht meine Haare mit einem besonderen Shampoo ein paar Mal!
- Ich setze mich in den Kühlschrank!

③ Was ist wichtig bei **Neurodermitis?**

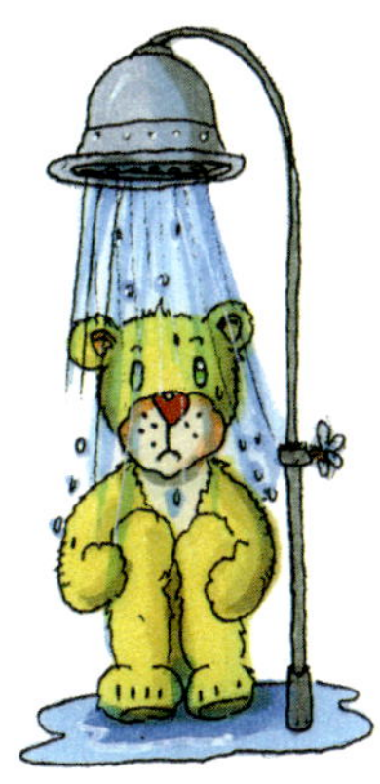

- Ich dusche so lange, bis die Haut ganz aufgeweicht ist!
- Ich benutzte eine besondere Creme, die der Haut Fett und Feuchtigkeit gibt.
- Ich esse nur noch Ananas und Schokoladenkekse!
- Ich passe auf mit zu viel Sonne und Sachen gegen die ich allergisch bin.

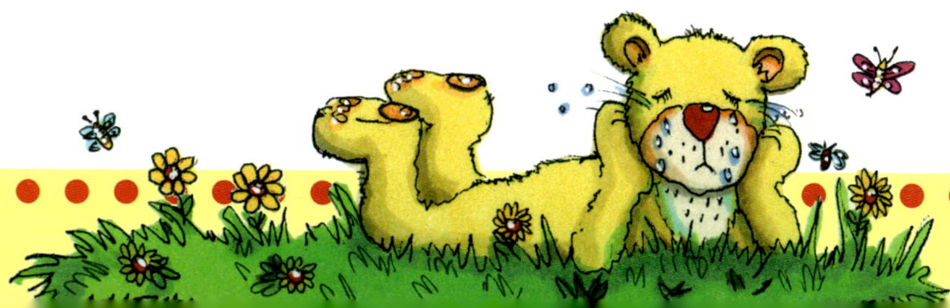

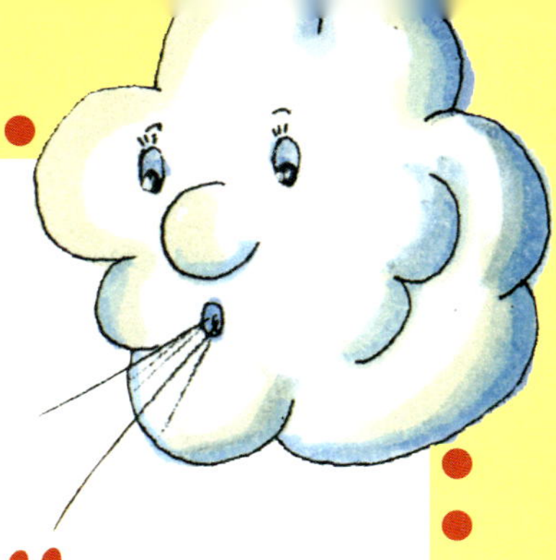

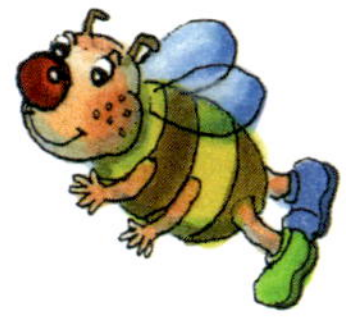

juckt denn da...

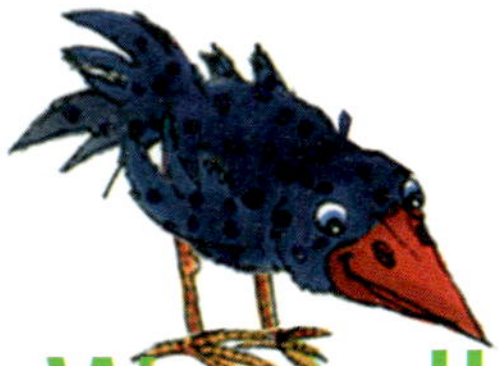

④ Was soll ich tun, wenn mich eine **Biene** sticht?

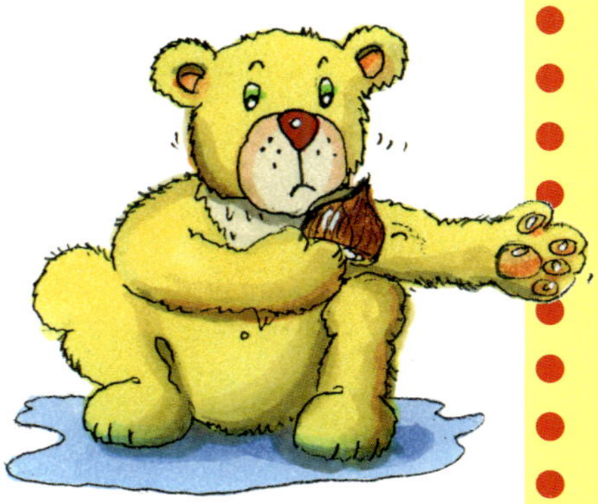

- Ich schmiere ganz viel Nutella auf den Bienenstich!
- Ich halte etwas zum Kühlen auf die Stelle!
- Der Saft von einer frischen Zwiebel hilft gegen das Jucken und die Schmerzen!
- Ich klebe ein Pflaster auf den Stich!

⑤ Wogegen bin ich **allergisch**, und was hilft mir am besten?

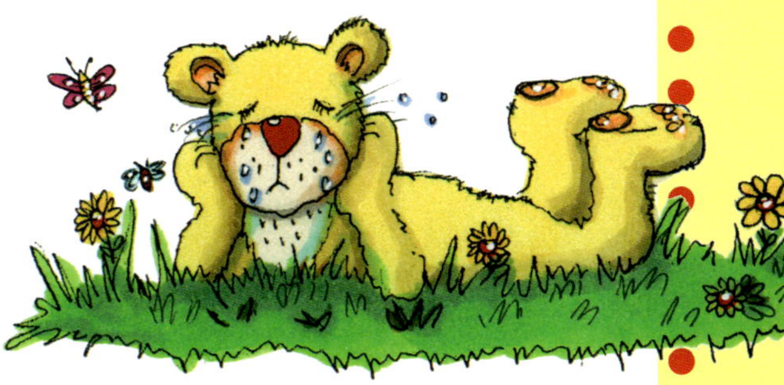

- Der Arzt findet meine Allergie in einem Hauttest heraus!
- Der Arzt macht ein Röntgenbild und findet den Grund für meine Allergie!
- Wenn ich Heuschnupfen habe, sitze ich am liebsten auf der frisch gemähten Wiese!
- Wenn Augen und Nase zu doll jucken, hilft mir ein Nasenspray oder eine kleine Tablette!

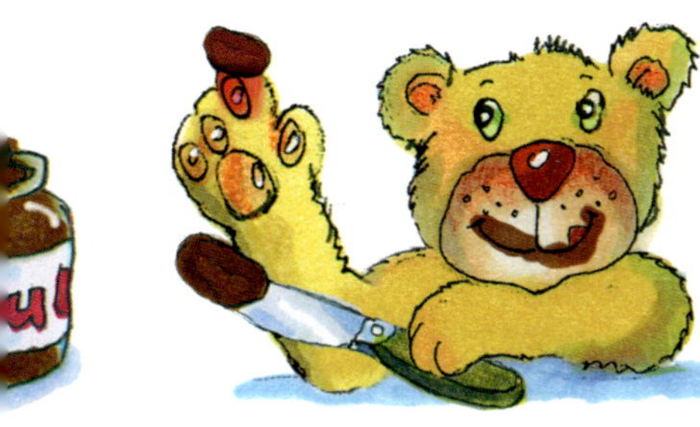

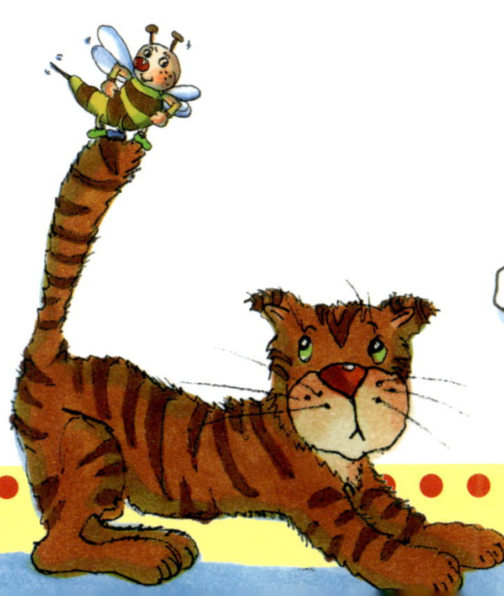

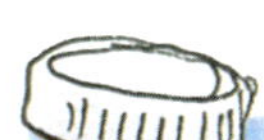

Glossar: Was bedeuten die fremden Wörter?

Juckreiz: Der Juckreiz bezeichnet eine unangenehme Empfindung der Haut, die zwanghaftes Kratzen provoziert. Nach aktuellen Forschungen sind spezielle Nervenfasern der Haut, die auf bestimmte Botenstoffe reagieren, verantwortlich.

Windpocken: Die Windpocken werden durch das Varizella-Zoster-Virus über eine so genannte Tröpfcheninfektion verursacht. Nach der Erkrankung ist man gegen eine erneute Infektion immun. Das Virus kann jedoch in einigen Nervenzellen verbleiben und bei Krankheit oder im Alter als Zoster oder Gürtelrose reaktiviert werden. Die Windpockenerkrankung verläuft bei gesunden Kindern meist harmlos, schwere Komplikationen sind eher selten. Das Eröffnen der Pusteln durch Kratzen kann zu Entzündungen und anschließender Narbenbildung führen.

Kinderkrankheiten: Als Kinderkrankheiten werden Erkrankungen bezeichnet, die typischerweise im frühen Kindesalter durchgemacht werden, da sie leicht übertragbar sind. Zu ihnen gehören u. a. Masern, Mumps, Röteln, Windpocken, der echte Keuchhusten, aber auch die Ringelröteln und das Drei-Tage-Fieber. Nach durchgemachter Kinderkrankheit ist man gegen eine erneute Ansteckung immun. Für Kinderkrankheiten, die ein erhebliches Risiko bleibender Folgeschäden mit sich bringen, wird eine Impfung empfohlen.

Impfung: Die Impfung ist eine vorbeugende Maßnahme gegen Infektionskrankheiten und wird auch Immunisierung genannt. Die Impfungen im Kindesalter erfolgen im 2., 3. und 4. Monat, der zweite Impfzyklus mit ca. 11-14 und 15-23 Monaten. Im Erwachsenenalter müssen einige Impfungen regelmäßig aufgefrischt werden.

Kopfläuse: Die Kopflaus ist ein flügelloses Insekt, das sich speziell an den Menschen angepasst hat und auf ihm lebt. Typischerweise werden sie bei engem Körperkontakt oder in der Winterzeit durch den Kontakt der am Kopf getragenen Kleidungsstücke übertragen. Wirksam ist das mehrmalige Waschen der Haare mit einem speziellen Shampoo, bis keine Laus und oder ihre Eier mehr im Haar zu finden sind.

Neurodermitis (auch: atopische Dermatitis, atopisches Ekzem): Das Erscheinungsbild der Krankheit ist so vielfältig wie auch die Erklärungen sein können. Es treten rote, schuppende, manchmal auch nässende Ekzeme auf der Haut und ein oft quälender Juckreiz auf. Zur Behandlung wird eine die Haut fettende und feuchtigkeitsspendende Pflege empfohlen, z.B. fetthaltige Harnstoffcremes. Kortison sollte nur bei stark angegriffener Haut zur schnellen Abheilung verwendet werden und ist keine Dauertherapie.

Allergie: Der Begriff Allergie ist aus dem Griechischen abgeleitet und wurde 1906 von einem Wiener Kinderarzt geprägt. Er bezeichnet eine überschießende und unerwünschte heftige Abwehrreaktion des Immunsystems auf bestimmte und normalerweise harmlose Umweltstoffe (Allergene). Durch den ersten Allergenkontakt kommt es zu einer Immunreaktion, die zur Bildung von „Antikörpern" führt, ohne dass Beschwerden auftreten. Beim nächsten Kontakt mit dem Allergen kann die Allergie dann als allergischer Schnupfen, als Bindehautreizung der Augen, als Bronchialasthma, in Form von Hauterscheinungen u.a. in Erscheinung treten und wird oft von allgemeiner Abgeschlagenheit, manchmal auch von Fieber („Heufieber") begleitet. Medikamente dämpfen die überschießende Immunreaktion und die daraus folgenden Beschwerden.

Heuschnupfen: Form der Allergie im Bereich der Nasenschleimhaut, z.B. gegen Baum-, Gräser- oder Roggenpollen. Typischerweise ist er an eine bestimmte Zeit gebunden, die der Blütezeit der Pflanzen entspricht.

Katzen-/Pferdehaarallergie usw.: Bei diesen Allergieformen reagiert der Körper auf Eiweißanteile der Tierhaare oder aus dem Speichel der Tiere auf den Haaren, wie bei der Katze. Wichtigste Therapie ist die Vermeidung des Allergenkontakts.

Pricktest: Standarduntersuchung bei dem Verdacht auf eine Allergie gegen bestimmte Stoffe. Kleine Mengen des Allergens werden nach leichtem Anritzen der Haut aufgetropft. Bei sensibilisierten Betroffenen wird ein Botenstoff freigesetzt, der in dem Gewebe eine leichte Entzündungsreaktion bewirkt. Ab einer bestimmten Größe der Hauterscheinung und in Zusammenhang mit den entsprechenden Symptomen (Heuschnupfen o.ä.) kann eine Allergie diagnostiziert werden.

Hyposensibilisierung: Wenn eine Allergie gegen ein bestimmtes Allergen besteht, kann durch wiederholte Gaben des Allergens in zunehmender Konzentration eine „Gewöhnung" des Körpers gegen das Allergen entstehen. Häufig wird diese Therapie bei Gräser-, Bienen- oder Wespengiftallergie verwendet.

Bienen-/Wespengiftallergie: Eine allergische Reaktion auf das Gift von Bienen oder Wespen kann zu beträchtlichen Symptomen bis hin zum Kreislaufkollaps führen. Bei bekannter Allergie sollte man immer ein so genanntes Notfallset bei sich tragen, das Medikamente zur Stabilisierung und Linderung der Symptome enthält.

Wenn ihr noch mehr wissen möchtet, hab ich hier für eure Eltern ein paar interessante Buch- und Internettipps:

Bock, U. u.a.: Fühl dich wohl in deiner Haut! Ein Lesebuch und Bilderbuch für Kinder mit Neurodermitis und ihre Eltern. Steinkopff, Darmstadt 1999

Hoehl, Mechthild, Dürr, Gisela: „Ich werde untersucht, aber wie?", Thieme, Stuttgart 2006

Hoehl, Mechthild, Kullick, Petra: „Kinderkrankenpflege und Gesundheitsförderung", 2. Aufl. Thieme, Stuttgart 2002

Koch Media: „Kids entdecken den menschlichen Körper", Koch Media Deutschland GmbH 2005

Lexikon der Krankheiten und Untersuchungen, Thieme, Stuttgart 2006

Lindemann, H., Riedel, F.: Asthma bronchiale im Kindes- und Jugendalter, 2. Aufl. Thieme, Stuttgart 2001

Rübel, Doris: „Wir entdecken unseren Körper", Ravensburger Buchverlag, 1998

Rücker-Vogler, U.: Bewegen und entspannen. Ravensburger Buchverlag, 2000

Silbermann, M.; Höfert, W.: Kalle -Das Kinder Allergie Lexikon. Infantibus, 1999

Internetseiten

http://neurodermitis.dermis.net/content
http://www.uniklinikum-giessen.de/pneumologie/

http://www.medizity.de
Eine sehr gute, interaktive Internetseite, die Kindern verschiedene Dinge aus der Medizin erklärt. Siehe vor allen Dingen den Link „Bibliothek".

http://www.kli-ki.de/v01/pub/de/scripts/index.html?navID=1&poolID=4&IDS=wfACB8w4
hier können Kinder Fragen stellen

Auflösung Spiel: 1: 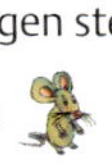 2: 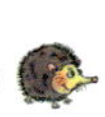 3: 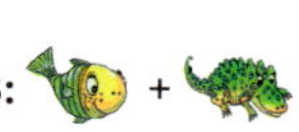 4: 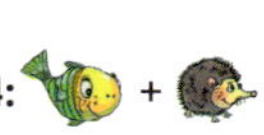 5: 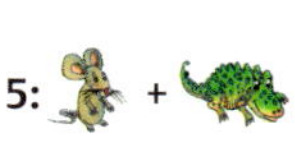

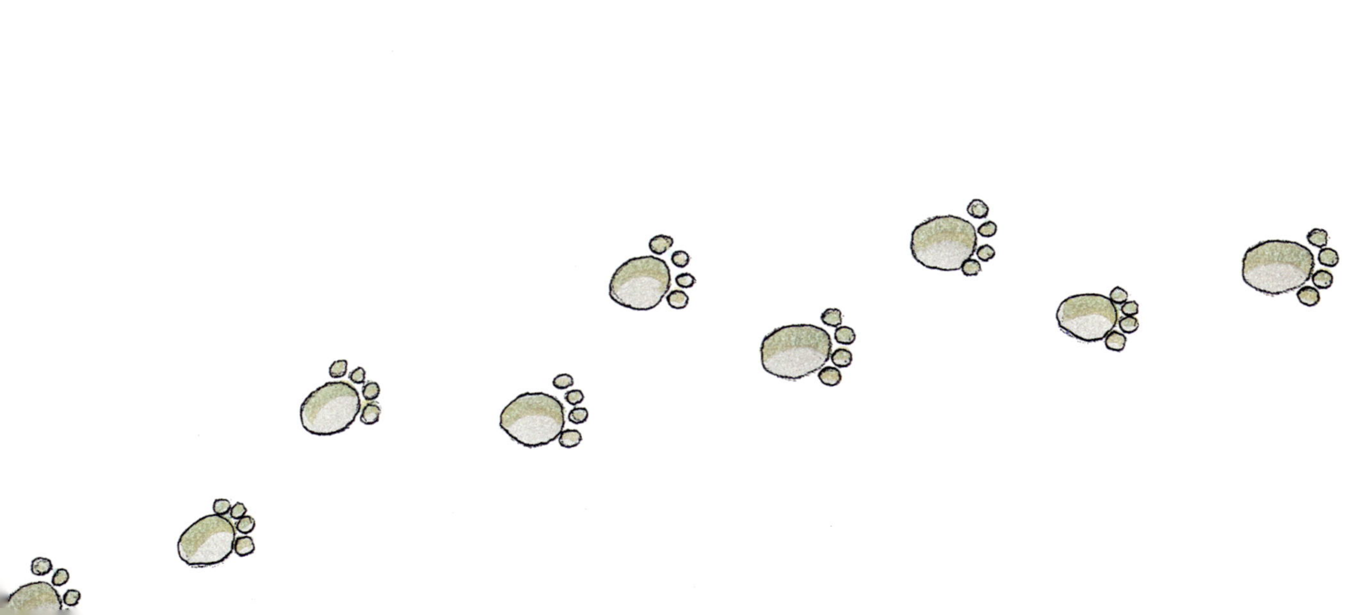

Anne Hilgendorff
Spindlerstr. 5
81477 München

Illustrationen von
Gisela Dürr
Karl-Richter-Str. 8
80939 München

Bibliografische Information der
Deutschen Nationalbibliothek

Die Deutsche Nationalbibliothek verzeichnet diese Publikation
in der Deutschen Nationalbibliografie; detaillierte bibliografische
Daten sind im Internet über http:// dnb.d-nb.de abrufbar

Rüdigerstraße 14
D-70469 Stuttgart
Unsere Homepage: www.thieme.de

Printed in Germany

Umschlaggestaltung: Thieme Verlagsgruppe
Satz: Susanne Kracht Illustrationen, München
Druck: Druckhaus Götz, Ludwigsburg

ISBN 3-13-143781-2
ISBN 978-3-13-143781-5